13人のリアルストーリー

栄養士・管理栄養士って こんな仕事 しています

食と栄養で
今と未来を
ハッピーに！

JN222785

Episode 1 栄養士・管理栄養士ってなに？

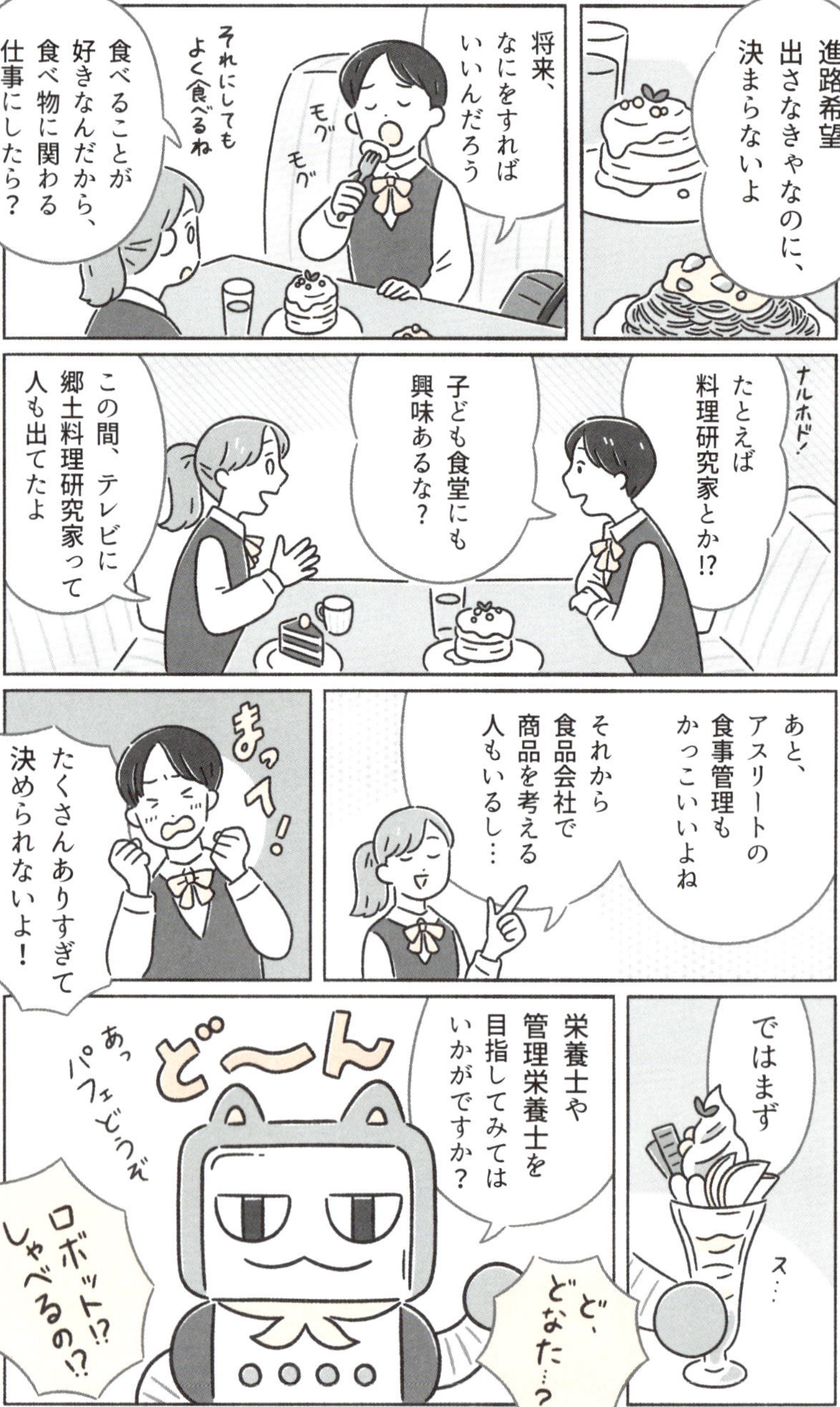
進路希望出さなきゃなのに、決まらないよ
将来、なにをすればいいんだろう
モグモグ
それにしてもよく食べるね
食べることが好きなんだから、食べ物に関わる仕事にしたら？
ナルホド！
たとえば料理研究家とか!?
子ども食堂にも興味あるな？
この間、テレビに郷土料理研究家って人も出てたよ
あと、アスリートの食事管理もかっこいいよね
それから食品会社で商品を考える人もいるし…
まって！
たくさんありすぎて決められないよ！
ではまず
ス…
栄養士や管理栄養士を目指してみてはいかがですか？
どーん
あっパフェどうぞ
ロボット!?しゃべるの!?
ど、どなた…？

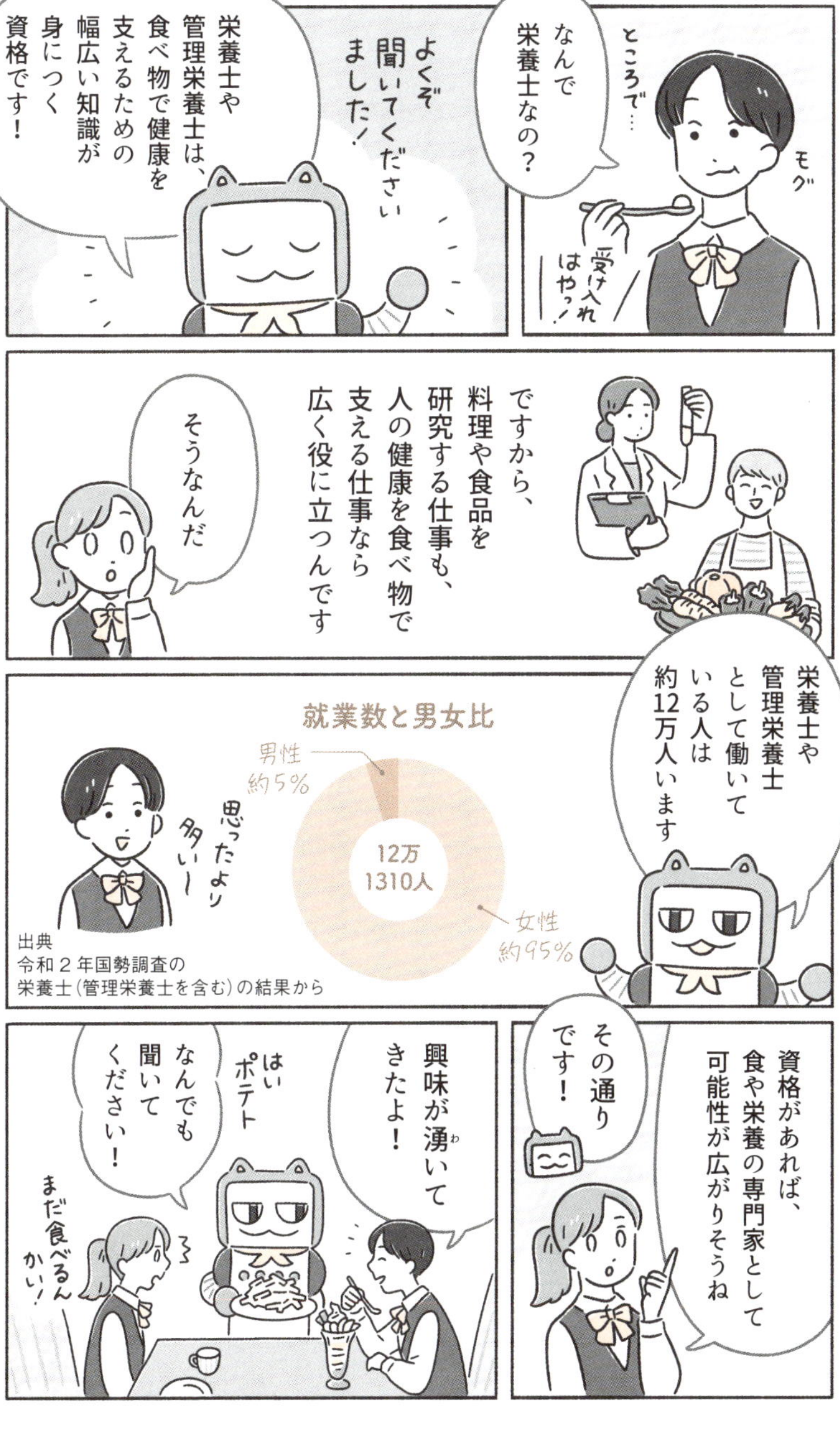
ところで…
なんで栄養士なの？
モグ
受け入れはやっ！
よくぞ聞いてくださいました！
栄養士や管理栄養士は、食べ物で健康を支えるための幅広い知識が身につく資格です！
ですから、料理や食品を研究する仕事も、人の健康を食べ物で支える仕事なら広く役に立つんです
そうなんだ
栄養士や管理栄養士として働いている人は約12万人います
就業数と男女比
男性 約5%
12万1310人
女性 約95%
思ったより多いー
出典
令和２年国勢調査の
栄養士（管理栄養士を含む）の結果から
資格があれば、食や栄養の専門家として可能性が広がりそうね
その通りです！
興味が湧《わ》いてきたよ！
なんでも聞いてください！
はいポテト
まだ食べるんかい！

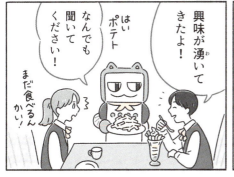

Episode 2　栄養士・管理栄養士の仕事場は？

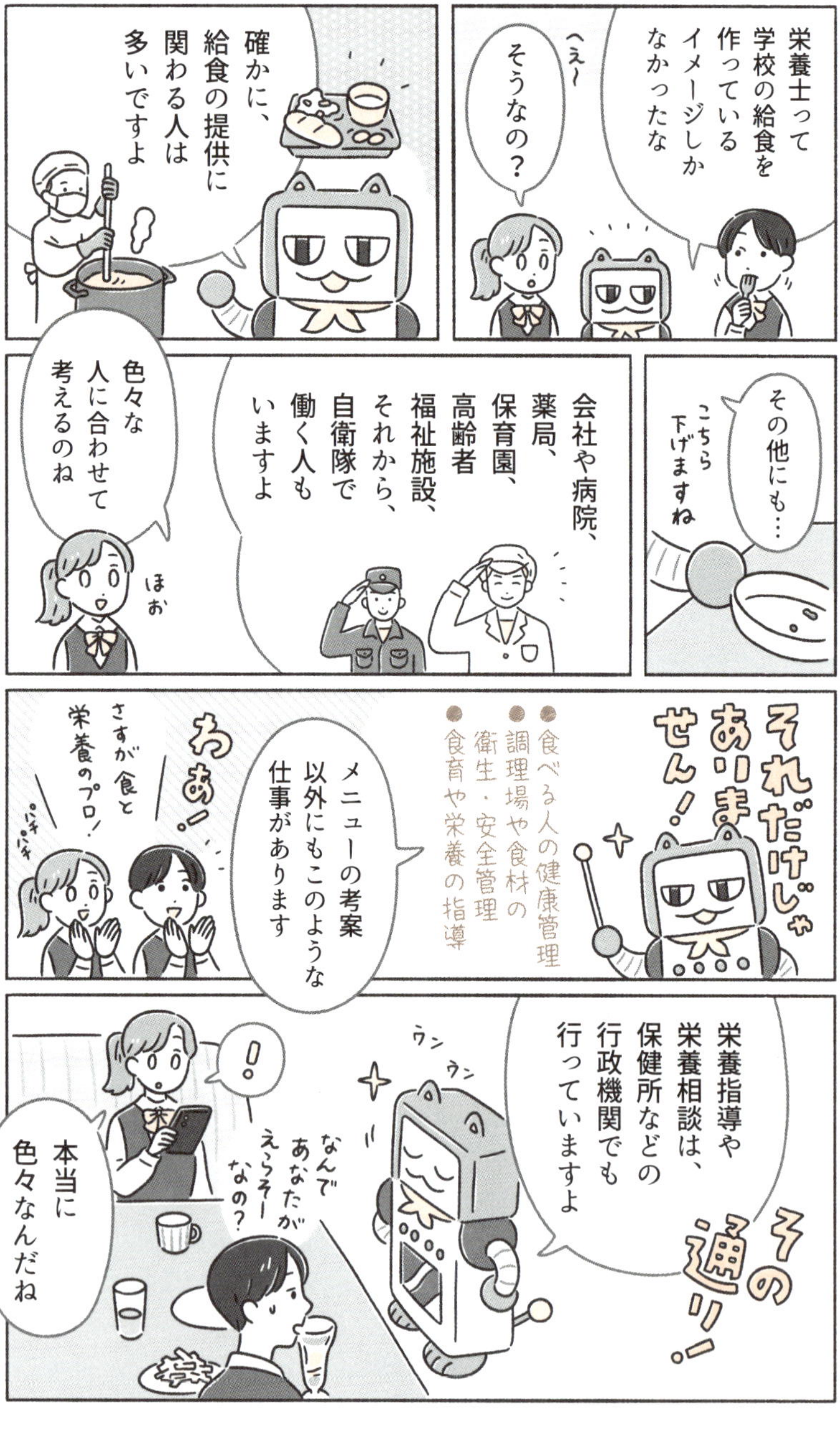

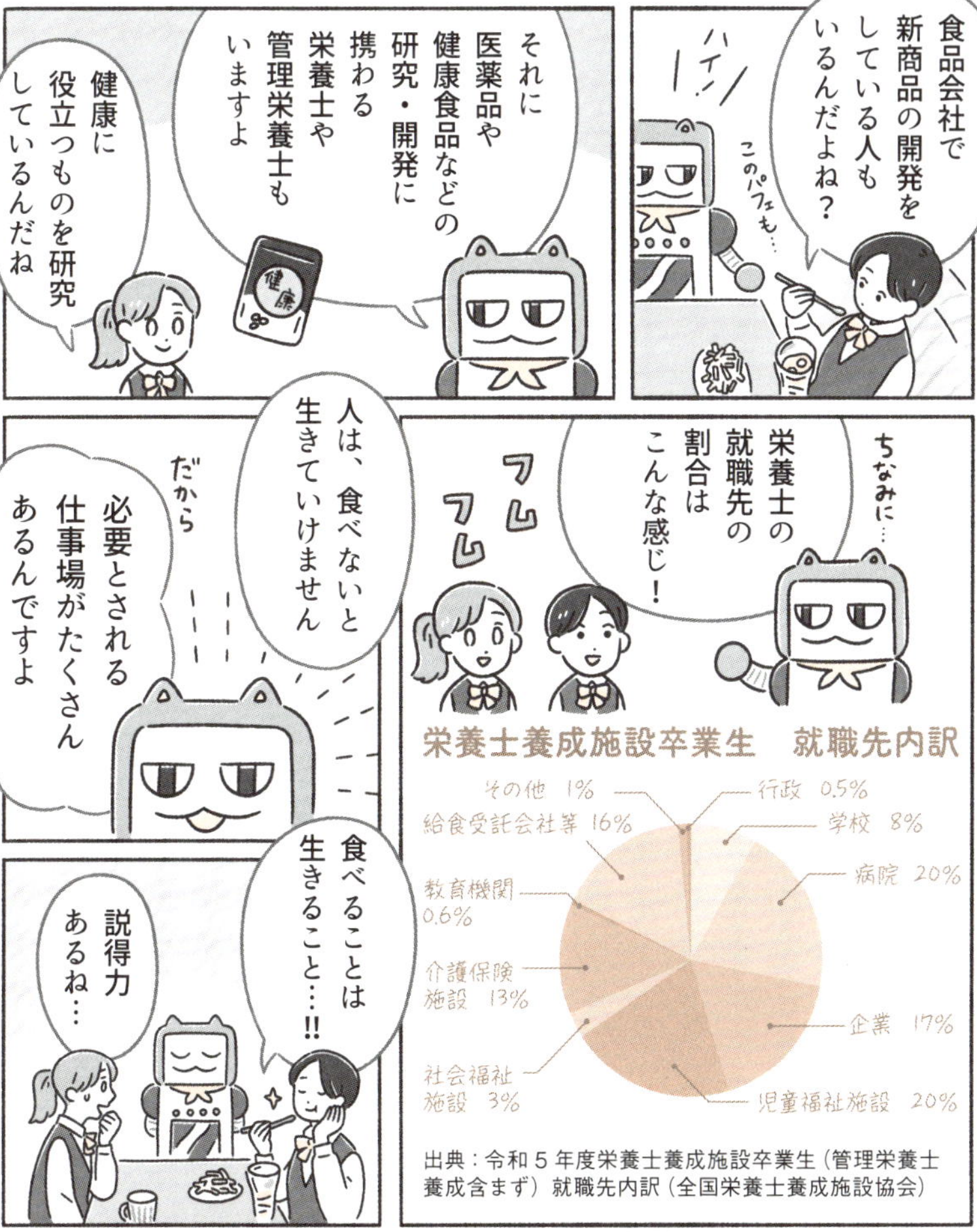

コラム　知ってる？　街の栄養ケア・ステーション

栄養士の職場のひとつで、最近、全国的に増えているのが日本栄養士会・都道府県栄養士会の「栄養ケア・ステーション」です。この施設は栄養士・管理栄養士が所属する地域拠点で、依頼を受けた地域住民の方、自治体、医療機関、企業など様々な場所に栄養士・管理栄養士を紹介。栄養や食事に関する相談、病気の人やアスリートへの食事指導、セミナー講師、調理教室の開催など、様々なサービスを展開しています。

Episode 3 栄養士・管理栄養士のキャリアプランは?

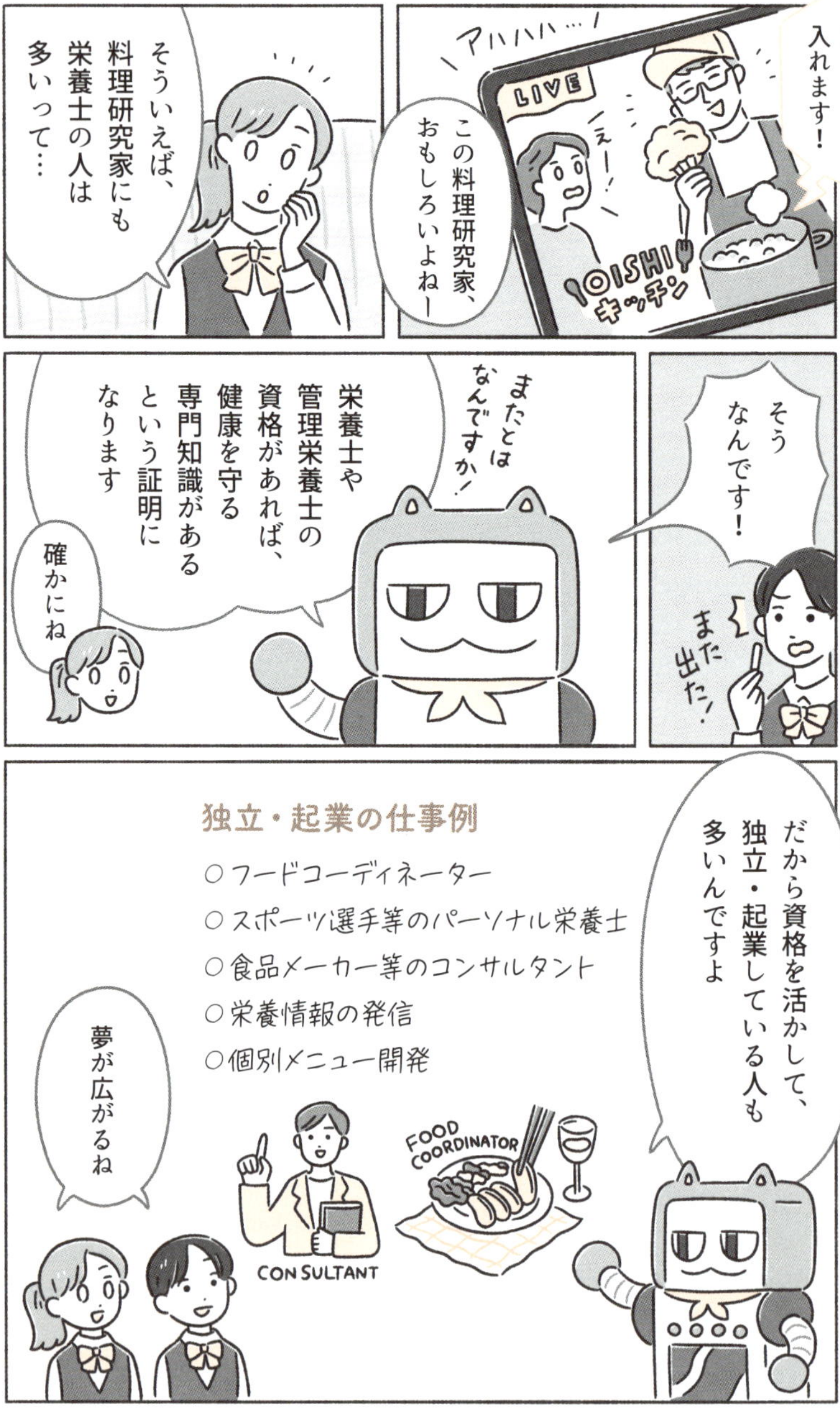
丸ごと入れます!
アハハハ…
LIVE
えー!!
OISHIキッチン
この料理研究家、おもしろいよねー
そういえば、料理研究家にも栄養士の人は多いって…
そうなんです!
また出た!
またとはなんですか!
栄養士や管理栄養士の資格があれば、健康を守る専門知識があるという証明になります
確かにね
だから資格を活かして、独立・起業している人も多いんですよ
独立・起業の仕事例
○フードコーディネーター
○スポーツ選手等のパーソナル栄養士
○食品メーカー等のコンサルタント
○栄養情報の発信
○個別メニュー開発
FOOD COORDINATOR
CONSULTANT
夢が広がるね

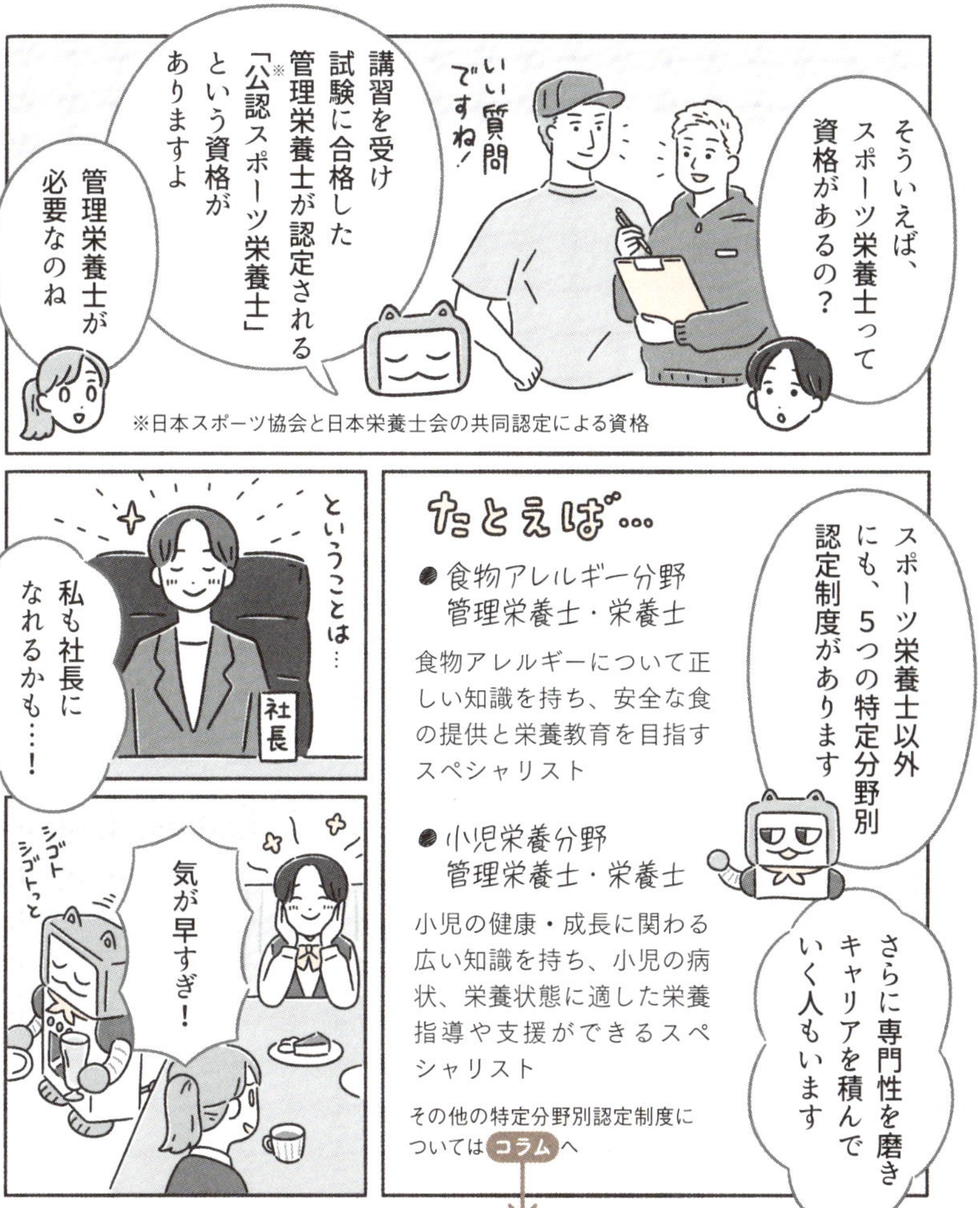
そういえば、スポーツ栄養士って資格があるの？
いい質問ですね！
講習を受け試験に合格した管理栄養士が認定される「公認スポーツ栄養士※」という資格がありますよ
管理栄養士が必要なのね
※日本スポーツ協会と日本栄養士会の共同認定による資格
スポーツ栄養士以外にも、5つの特定分野別認定制度があります
たとえば…
● 食物アレルギー分野 管理栄養士・栄養士
食物アレルギーについて正しい知識を持ち、安全な食の提供と栄養教育を目指すスペシャリスト
● 小児栄養分野 管理栄養士・栄養士
小児の健康・成長に関わる広い知識を持ち、小児の病状、栄養状態に適した栄養指導や支援ができるスペシャリスト
その他の特定分野別認定制度については コラム へ
さらに専門性を磨きキャリアを積んでいく人もいます
ということは…
社長
私も社長になれるかも…！
気が早すぎ！
シゴトシゴトっと

コラム キャリアアップに役立つ「認定制度」とは？

特定分野別認定制度には、他にも「特定保健指導担当管理栄養士（特定健診後の保健指導のスペシャリスト）」、「静脈経腸栄養（TNT-D）管理栄養士（経腸栄養・静脈栄養を含めた栄養管理のスペシャリスト）」、「在宅訪問管理栄養士（在宅療養者に対する栄養指導のスペシャリスト）」があり、審査に必要な資格が個別に定められています（管理栄養士が必須のものが多い）。また、特定分野以外の認定制度もあり、詳しい内容は日本栄養士会のホームページで確認できます。

https://www.dietitian.or.jp/career/

Episode 4 栄養士と管理栄養士の違いは？

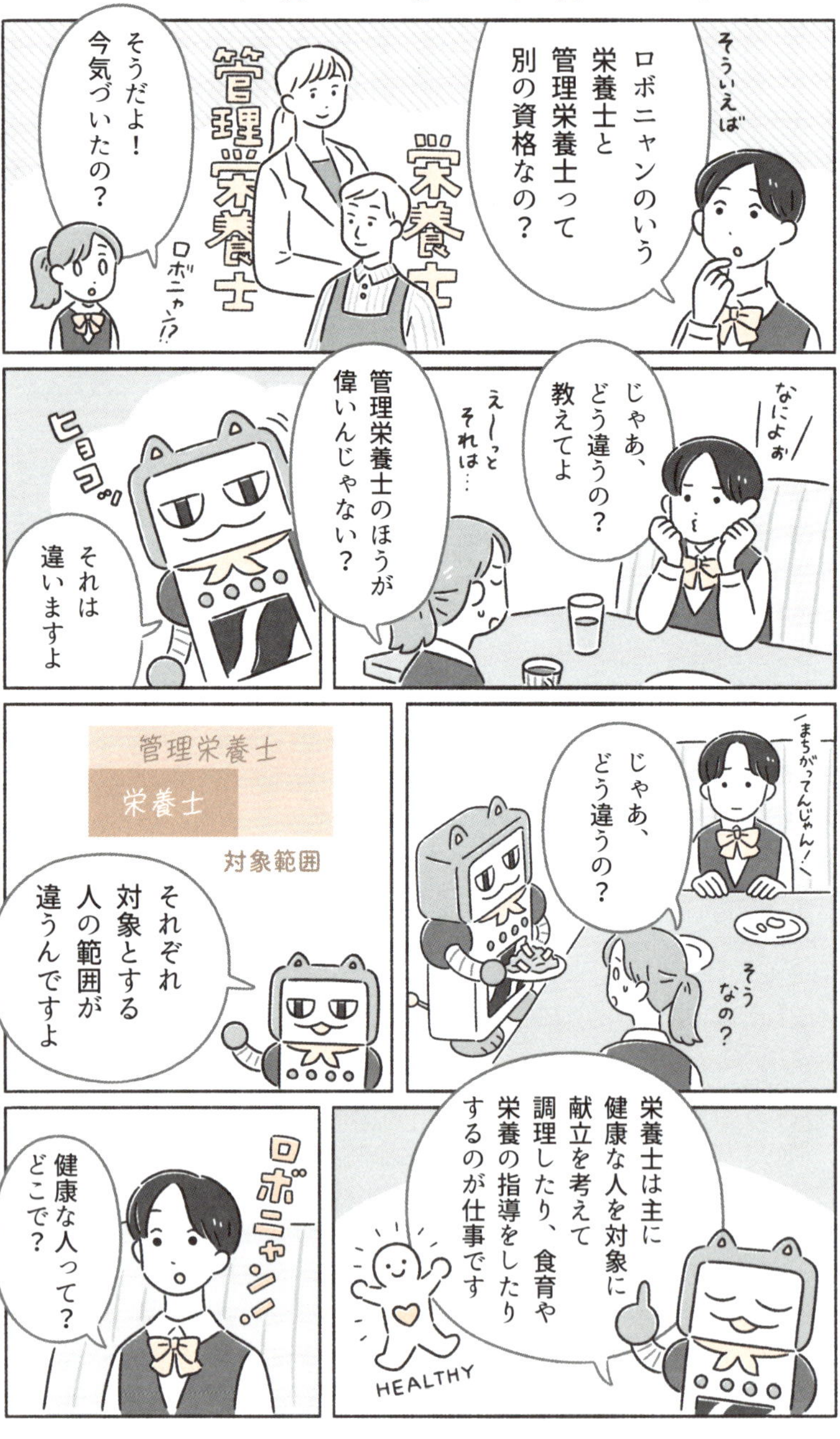
そういえば
ロボニャンのいう栄養士と管理栄養士って別の資格なの？
栄養士
管理栄養士
そうだよ！今気づいたの？
ロボニャン!?
なによぉ
じゃあ、どう違うの？教えてよ
えーっとそれは…
管理栄養士のほうが偉いんじゃない？
ヒョコッ
それは違いますよ
まちがってんじゃん！
じゃあ、どう違うの？
そうなの？
管理栄養士
栄養士
対象範囲
それぞれ対象とする人の範囲が違うんですよ
栄養士は主に健康な人を対象に献立を考えて調理したり、食育や栄養の指導をしたりするのが仕事です
HEALTHY
ロボニャン！
健康な人って？どこで？

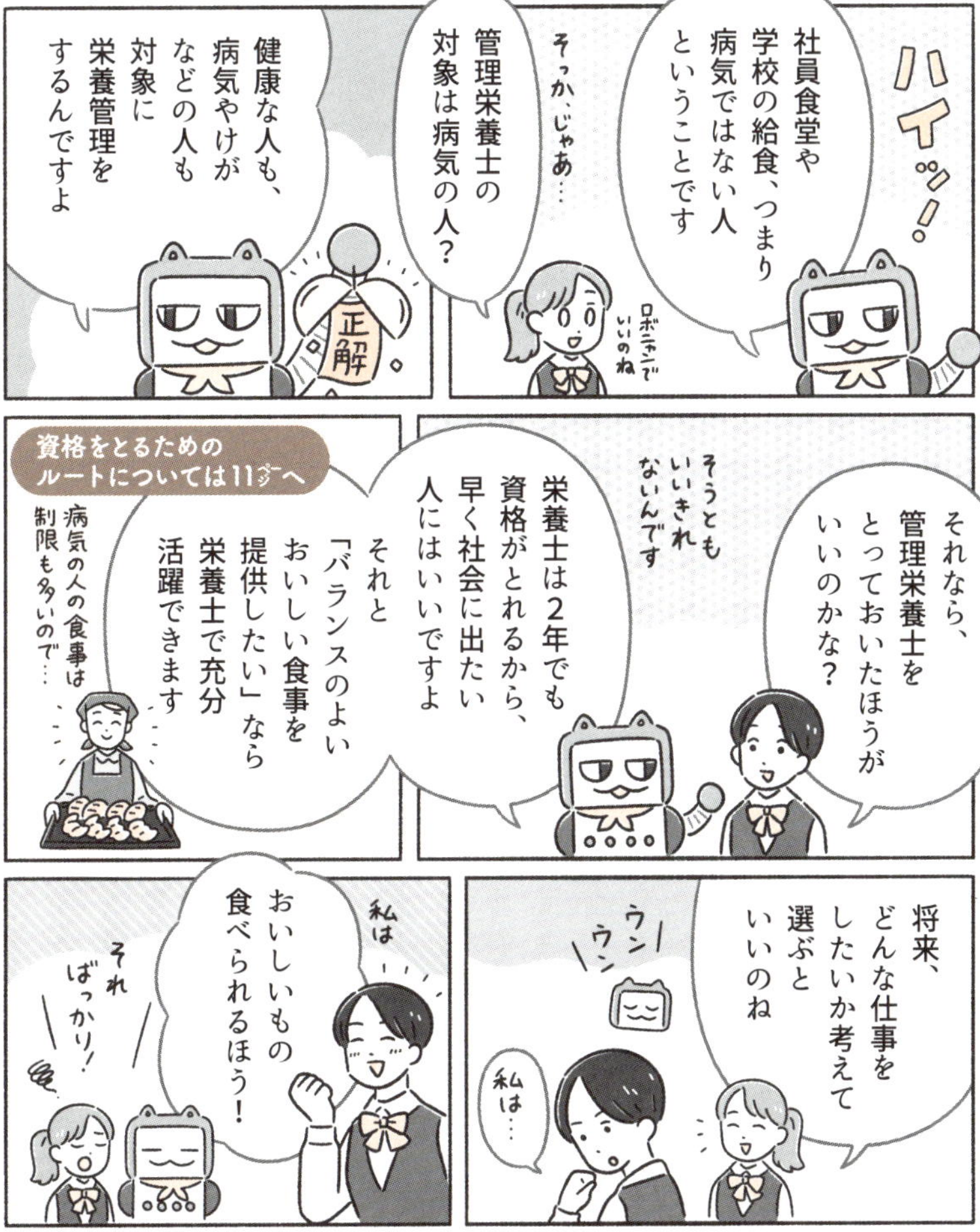
ハイッ!
社員食堂や学校の給食、つまり病気ではない人ということです
ロボテンでいいのね
そっか、じゃあ…
管理栄養士の対象は病気の人?
正解
健康な人も、病気やけがなどの人も対象に栄養管理をするんですよ
それなら、管理栄養士をとっておいたほうがいいのかな?
そうともいいきれないんです
栄養士は2年でも資格がとれるから、早く社会に出たい人にはいいですよ
それと「バランスのよいおいしい食事を提供したい」なら栄養士で充分活躍できます
資格をとるためのルートについては11ジへ
病気の人の食事は制限も多いので…
将来、どんな仕事をしたいか考えて選ぶといいのね
ウン ウン
私は…
私は
おいしいもの食べられるほう!
そればっかり!

コラム AIにも奪われない!? その仕事と将来性

高齢化が進む中、コロナ禍を経て日本人の健康志向はさらに強くなっていて、栄養士・管理栄養士の需要はますます高まることが予想されます。将来、AI(人工知能)が普及したとしても、相手の体質や体調、好み、味のバリエーションに考慮して献立を考えたり、コミュニケーションをとりながら食育や栄養指導をしたりするのは、人間にしかできません。栄養士・管理栄養士は、これからのAI時代にも残る仕事だといえるでしょう。

Episode 5 栄養士・管理栄養士になるには？

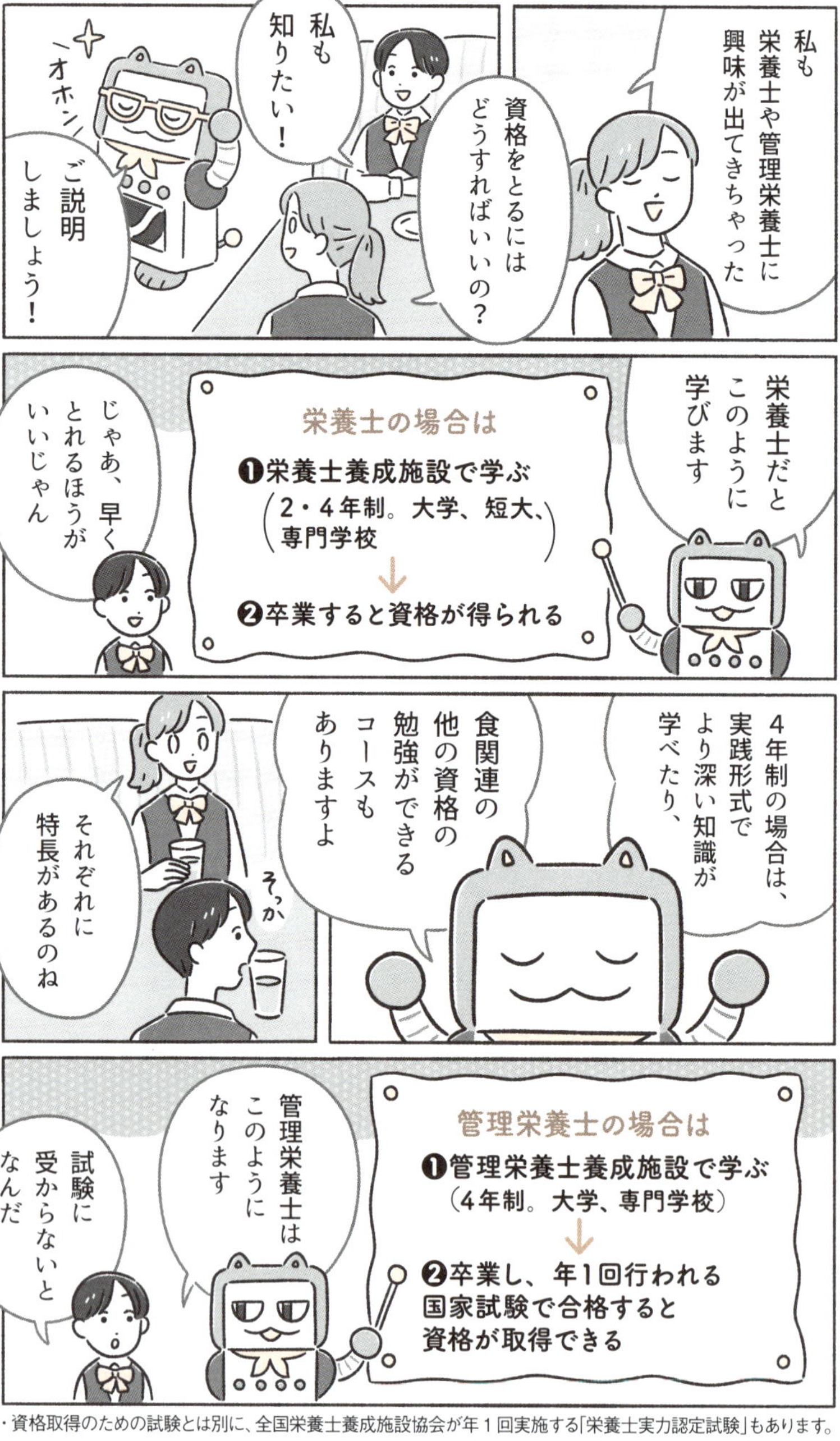
私も栄養士や管理栄養士に興味が出てきちゃった
資格をとるにはどうすればいいの？
私も知りたい！
オホン
ご説明しましょう！
栄養士だとこのように学びます
栄養士の場合は
❶栄養士養成施設で学ぶ（2・4年制。大学、短大、専門学校）
❷卒業すると資格が得られる
じゃあ、早くとれるほうがいいじゃん
4年制の場合は、実践形式でより深い知識が学べたり、
食関連の他の資格の勉強ができるコースもありますよ
そっか
それぞれに特長があるのね
管理栄養士の場合は
❶管理栄養士養成施設で学ぶ（4年制。大学、専門学校）
❷卒業し、年1回行われる国家試験で合格すると資格が取得できる
管理栄養士はこのようになります
試験に受からないとなんだ

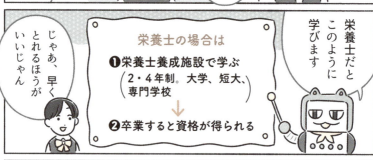

・資格取得のための試験とは別に、全国栄養士養成施設協会が年１回実施する「栄養士実力認定試験」もあります。

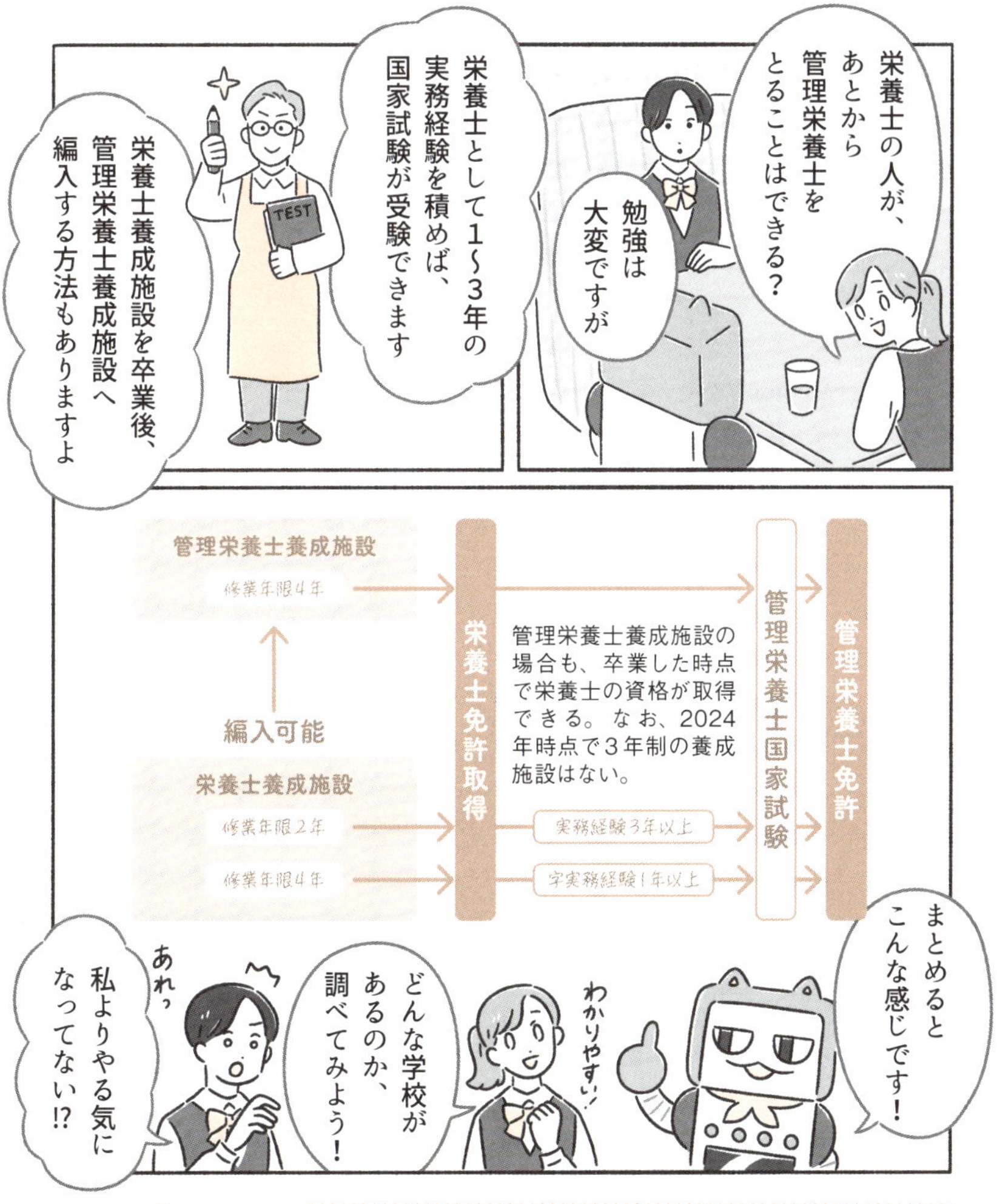
栄養士の人が、あとから管理栄養士をとることはできる？
勉強は大変ですが
栄養士として1～3年の実務経験を積めば、国家試験が受験できます
栄養士養成施設を卒業後、管理栄養士養成施設へ編入する方法もありますよ
管理栄養士養成施設
修業年限4年
編入可能
栄養士養成施設
修業年限2年
修業年限4年
栄養士免許取得
管理栄養士養成施設の場合も、卒業した時点で栄養士の資格が取得できる。なお、2024年時点で3年制の養成施設はない。
実務経験3年以上
実務経験1年以上
管理栄養士国家試験
管理栄養士免許
まとめるとこんな感じです！
わかりやすい！
どんな学校があるのか、調べてみよう！
あれっ
私よりやる気になってない!?

全国栄養士養成施設協会 滝川 嘉彦会長よりメッセージ

生きていくために「食」は誰にとっても欠かせないものです。栄養士は、食を通して健康を支え、人を笑顔にし、幸せにする仕事です。他の医療職の資格と違って学校や福祉施設、食品企業など、活躍の場が非常に広いことも特長です。栄養士養成施設で学びながら、自分が特に興味のあるジャンルを見きわめ、じっくり将来について考えることができます。食べることが好きで、誰かのために役立つことに喜びを感じるような人に向いています。皆さんのチャレンジをお待ちしています。

全国栄養士養成施設協会 https://www.eiyo.or.jp/

はじめに

栄養士・管理栄養士とは

栄養士および管理栄養士は、どちらも栄養学を学術的基盤として、人々の「栄養の指導」を行う、栄養士法に基づいた国家資格です。栄養士は都道府県知事の免許を受けて従事することができる資格です。管理栄養士は、国家試験に合格した者に厚生労働大臣が免許を与えます。

「栄養の指導」には広範な業務があり、乳幼児から高齢者まで、また健康な人、病気や障害を有する人、妊婦、アスリートなど、すべての人が対象となります。そして人々のQOL(生活の質)の向上をめざして、栄養状態をいま以上によくしていくために栄養管理、食事指導、栄養教育などを通じて対象者や対象集団を支援していくことを専門としています。

栄養士および管理栄養士の基本的な業務である「栄養の指導」とはどんな業務でしょうか。多様な対象者に対して、栄養状態を把握し、栄養状態の問題点を明らかにし、それを改善するために、どのように栄養補給をするか、その方法や量を決めて、補給できるようにします。

補給方法は口から食物を食べて行うことが基本です。しかし、それができない人にも栄養補給ができるようにしないとなりません。また、口から食べるもの、すなわち食事を準備しても、その人が食べるという行為をしないと補給はできません。食べる人を理解し、その人が食べられる食事を準備、提供する業務があります。主に病院、学校、保育所等の給食施設で活躍しています。

また自立して適した食事を自ら準備し、食べるという行動を行えるように、教育や食環境を整えていく業務もあります。地域における栄養指導・栄養教育の場で活躍しています。

管理栄養士は栄養士より、複雑で難しい栄養状態や食環境にある人を対象にします。また、特別な栄養管理を必要とする大規模な給食施設を対象とします。それゆえ、管理栄養士は栄養士より高度な専門知識や技術を有し、多職種との連携等のためのマネジメント力が求められます。それゆえ、管理栄養士でなければ担当できない業務が定められています

社会では、「栄養の指導」を行う専門職として、栄養士と管理栄養士を分けずに栄養士と表現されることが多々あります。本書でも管理栄養士も含めて栄養士と表現してもいます。

Chapter1~13の見方

栄養士・管理栄養士は、職域の広い資格です。
職域の異なる13人の栄養士・管理栄養士の皆さんに、
次の●や○の項目についてお答えいただきました。

・管理栄養士を含めて「栄養士」と記しています。
・●の項目は必須、○の項目は自由選択で回答をお願いしました。

● プロフィール Personal background：差し支えない範囲で生活スタイルや家族構成など暮らしぶりがわかる自己紹介

● きっかけは？：栄養士になったきっかけ

● 仕事の内容・スタイルは？：業務内容（所属含む）・勤務形態・あれば副業も

● 1日の仕事の流れ：よくある1日の例

● 専門性はどんなところ？：栄養士としての専門性がどこにあるか

○ （業務において）重視していることは？

○ やりがいは？

● どうしたらなれる？：（自身の職場や職種における適性を含めて）栄養士を目指す方に向けたメッセージ

● 目指すのはどんな栄養士？　今後の目標は？

○ 栄養士という資格について思うこと

○ 栄養士のここを知ってほしい！

● ズバリ、あなたにとって栄養士とは？

Other topics

○ 嬉しかった言葉は？：対象者やクライアント、職場の仲間からもらった言葉

● 収入について一言：具体的な事実、主観的な感想、仕事選びにおける自身の収入の優先順位など、語れることはなんでも

○ 休日なにしてる？

○ あこがれた栄養士、素敵だなと思う仲間は？

子ども自身の学ぶ力を活かす
教材と伴走で教育に食を織り込む

Chapter

1

学校給食

口《くち》野《の》佳《か》奈《な》

Personal background

大学卒業後、民間企業に就職。その後、栄養士になることを決意。退社後、専門学校に入学し、栄養士資格を取得。2000年4月から、千葉県で学校栄養職員として給食センター、小学校に勤務。2023年4月より現職（船橋市教育委員会）。夫、高校生の2人の子どもと4人家族。子どもが中学生になるまでは、車で旅行に出かけることが多く、本州は、ほぼ全都府県をまわりました。車で出かけることが多く、途中で気になる畑や作業場などがあると、停車し、見学させていただいたり、食材についてのお話をうかがったり。家族は、すっかり慣れて、別行動。

きっかけは？

勤めていた会社の社員食堂で昼食を食べていた時、給食は多くの場合、他に選択肢がない状況で提供されると気づいたことがきっかけです。

その給食をよいものにしたい。給食以外の選択肢があっても、給食を選びたいと思ってもらいたい。これらを実現するため、栄養士になりたいと考えました（今思えばつっこみどころ満載ですが、当時はそのように思っていました）。

仕事の内容・スタイルは？

給食管理と食育を職務として、23年間学校給食センターと小学校で学校栄養職員・栄養教諭として勤務してきました。２０２３年からは現所属である千葉県船橋市教育委員会で市内小・中学校および特別支援学校83校の給食や食育に関わる業務を統括しています。

教育委員会で働いている現在は、学校に勤めていた時ほど１日の流れが定まっていません。国・県・市をはじめ、様々な自治体・業種・職種の方々と関わりながら、仕事を進めます。**給食管理や食育に関する企画・立案・評価の他、栄養教諭・学校栄養職員・給食主任・調理従事者などを対象とする研修会の企画運営を行うこと、食育の授業の講師を務めること、また、学校から連絡や相談を受け指導助言することや、保護者や市民、他の自治体、関係する業者などからの質問や調査に回答すること、学校などから集めたデータを集計・分析・考察し、次の計画に活用することなど**、仕事内容は多岐にわたります。気づけばもう退勤時刻……そう感じながら、毎日を過ごしています。

学校給食での1日の業務の流れは23ページの通りです。栄養士が給食について直接児童生徒に話すこともありますが、**学校での食育はクラス単位の実践が基本**です。クラスで食育が進められるように教材作りを丁寧に行います（教材とは、給食そのもの、朝の昇降口でのクイズや実物展示、給食時間の給食メモなどです）。

朝の昇降口クイズ

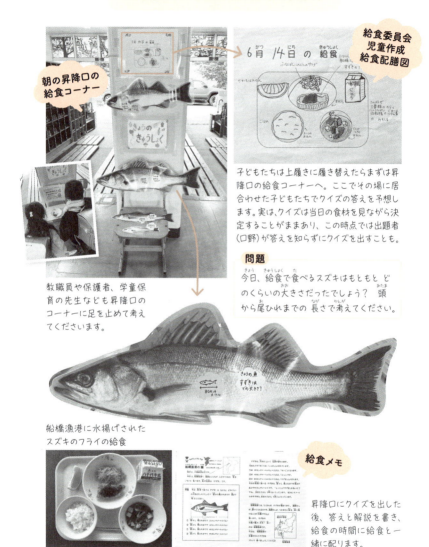

「今日食べる魚の大きさは？」

朝、昇降口のドアが開くと学校の1日が始まります。

朝の昇降口の給食コーナー

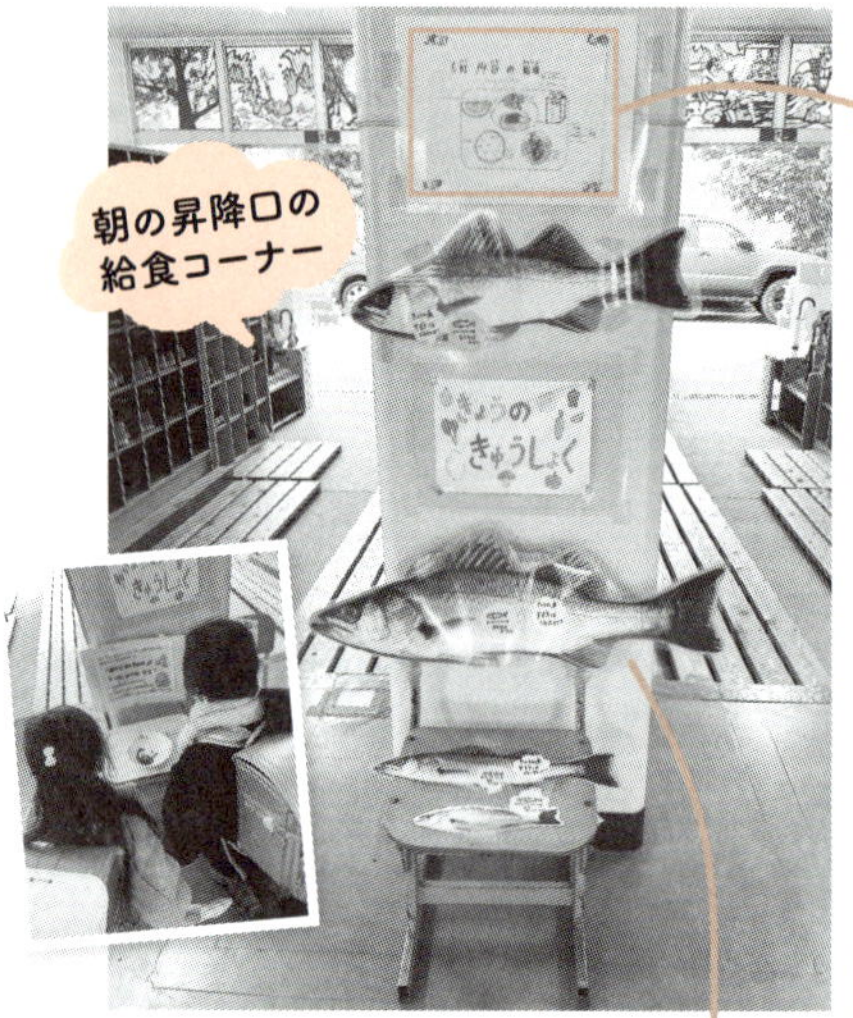

給食委員会 児童作成 給食配膳図

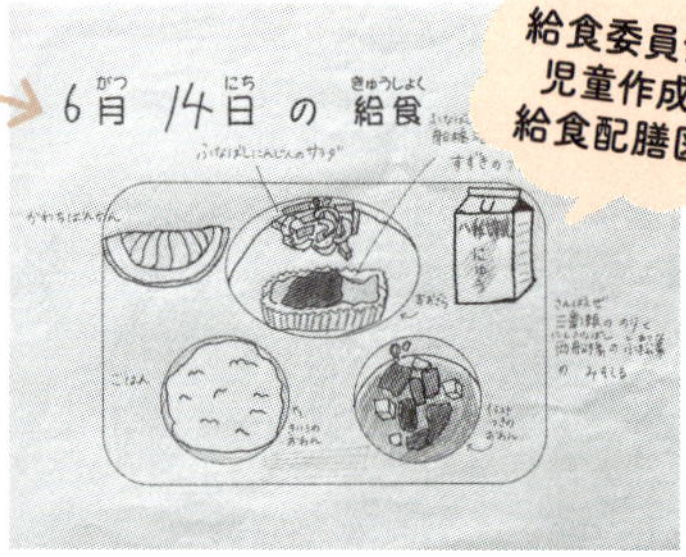

子どもたちは上履きに履き替えたらまずは昇降口の給食コーナーへ。ここでその場に居合わせた子どもたちでクイズの答えを予想します。実は、クイズは当日の食材を見ながら決定することがままあり、この時点では出題者（口野）が答えを知らずにクイズを出すことも。

教職員や保護者、学童保育の先生なども昇降口のコーナーに足を止めて考えてくださいます。

問題

今日《きょう》、給食《きゅうしょく》で食《た》べるスズキはもともと どのくらいの大《おお》きさだったでしょう？ 頭《あたま》から尾《お》ひれまでの 長《なが》さで考《かんが》えてください。

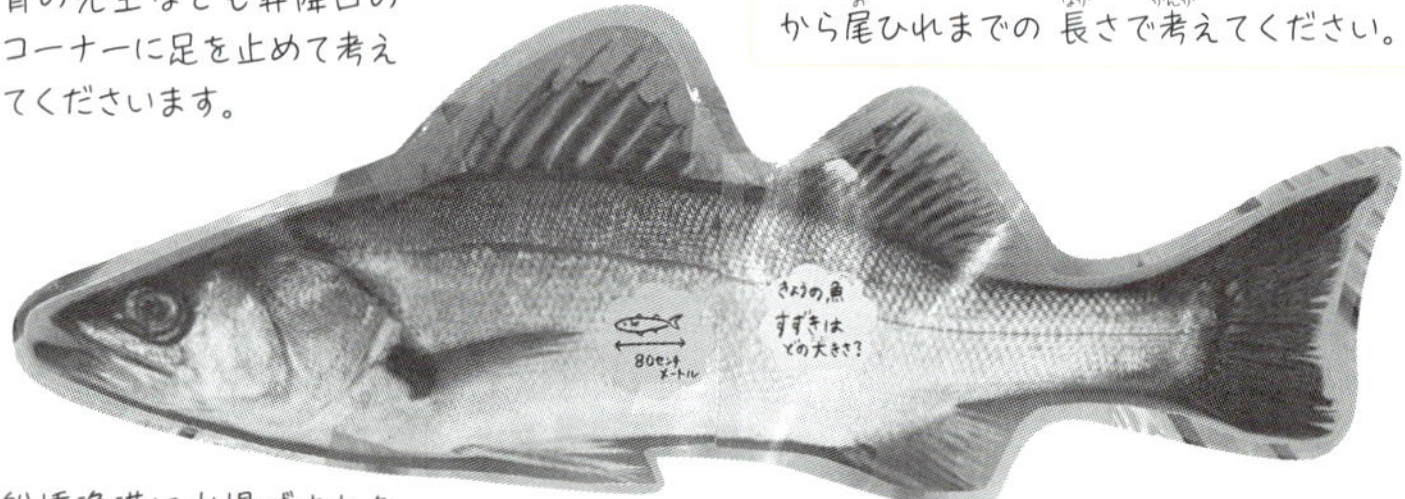

船橋漁港に水揚げされたスズキのフライの給食

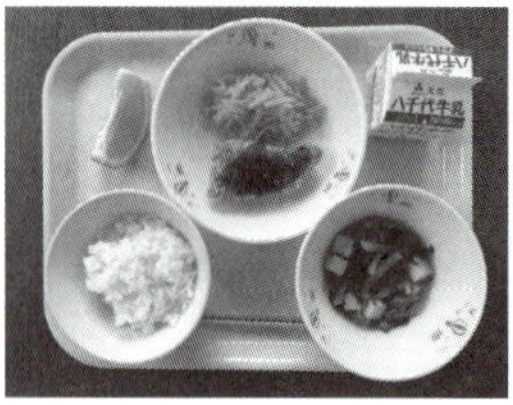

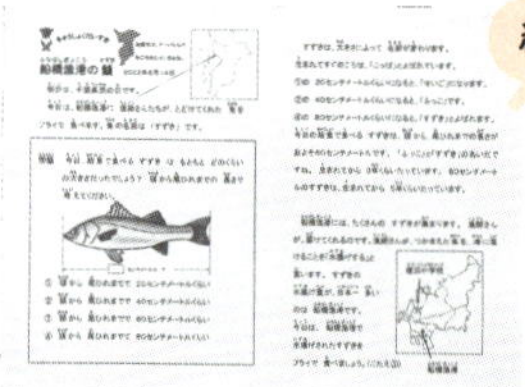

給食メモ

昇降口にクイズを出した後、答えと解説を書き、給食の時間に給食と一緒に配ります。

問題を作成、答えを予想、解説文を理解……子どもも大人も給食で学び、楽しみます。

1日の仕事の流れ
～栄養教諭時代～

6:00	起床・朝食
7:30	検収　納入業者さん・調理員さんと情報交換　クイズ作成もこの時間に
7:45	昇降口で当日の給食の紹介　その後検収の続き 昇降口に食材を展示したり、クイズを掲示したり
8:30	会計処理、翌日以降の発注変更など
9:30	給食についての当日のクイズの答えと解説を作成 クイズの答えを調べるため、時には産地に電話取材
10:30	事務を執りつつ、調理工程の確認
11:45	検食
12:15	給食時間のクラス訪問
13:00	給食時間終了　給食時間終了後、各クラスから返却されてきたワゴンで残菜状況を確認し、食べ方などを把握
14:00	授業、打ち合わせ、児童生徒および保護者との面談、研修会への参加など これらの予定がない時は、給食・食育に関わる事務を進めます
16:40	終業
20:00	夕食
24:00	就寝

朝はまず発注内容通りに食材が届いているかどうかを確認（検収）。その後、調理作業の内容や進捗を確認（計画通りに進まない時には対応）しつつ、会計処理や発注変更をすませ、食育の教材を作ります。「検食」は、人体に有害と思われる異物の混入がないこと、諸々の処理・配慮が適切であることを食べることで確認する仕事です。児童生徒の摂食開始時間の30分前までに行うことが決められており、船橋市では、学校の管理職（校長または教頭）と栄養士が行います。

Q 専門性はどんなところ？

対象者に対するアセスメントに基づき指導・支援を行うことが栄養士業務の核の一つであり、その業務を行うにあたっては、児童生徒の発達段階と、学校という施設の持つ意味をふまえたうえで、対象者や関係者と信頼関係を構築することが非常に重要です。

学校に勤務する栄養士の専門性の一つは、**教育課程に食を織り込み、より効果的な教育実践が行われるようにしかけていくこと**にあります。

体育科(保健体育科)、家庭科(技術・家庭科)、特別活動、理科などは、生命、人体、栄養、健康との関わりが強いため、食と関連づけることが想像しやすいと思います。社会科では、歴史・産業・暮らし・文化などが食と密接な関わりを持ちます。また、生活、音楽、図工、美術、国語、英

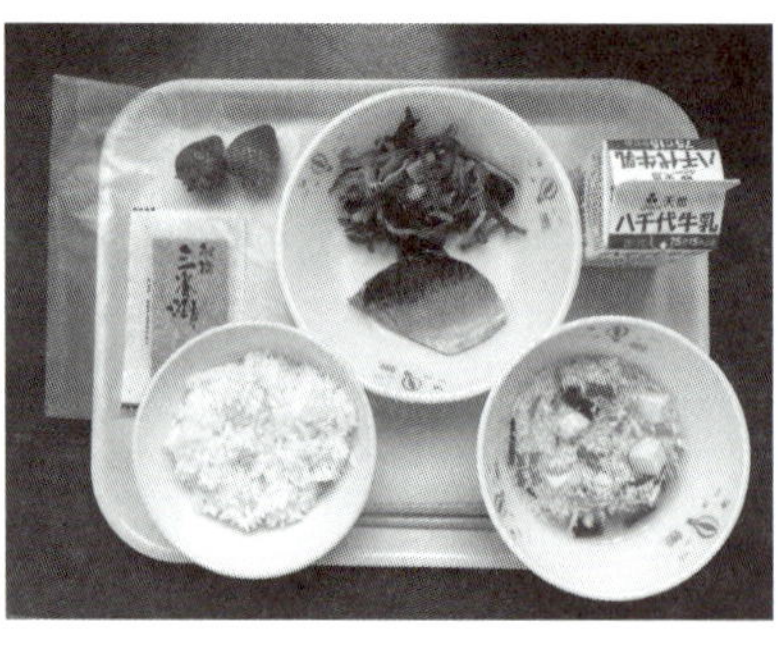

年に3回の
「おにぎり給食」を実施！

「いただきます」の挨拶の後、子どもたちは自分でおにぎりを作ります。簡単なことでもやったことがあるのとないのとでは大違い。年に3回、おにぎりを作る楽しさを感じ、おにぎりなら作れるという自信が持てるように体験活動をとり入れています。

語、算数、数学、道徳、総合的な学習の時間などでも、食を関連させることができる部分があります。**食を最前面に出さず、教科などの目標達成を第一義的に考え、教育課程に食を織り込みます。**

学校では、**子ども自身の持つ力を活かしながら、教職員も学び、子どもの伴走者となります。**教職員が真剣に学ぶことは、子どもの学びを深めることにつながります。栄養士も他の教職員と同様に、学び、子どもの伴走者となります。

子どもが学びを深めていく時、子どもは新たな切り口を持ち、それまで気づかなかったことに気づき、子どもの目の前にはそれまで見ることがなかった景色が広がります。知的好奇心が湧《わ》いてきます。

子どもと先生が、**毎日わくわくした気持ちで体験できるような教材としての献立を作成すること、給食はもちろん**

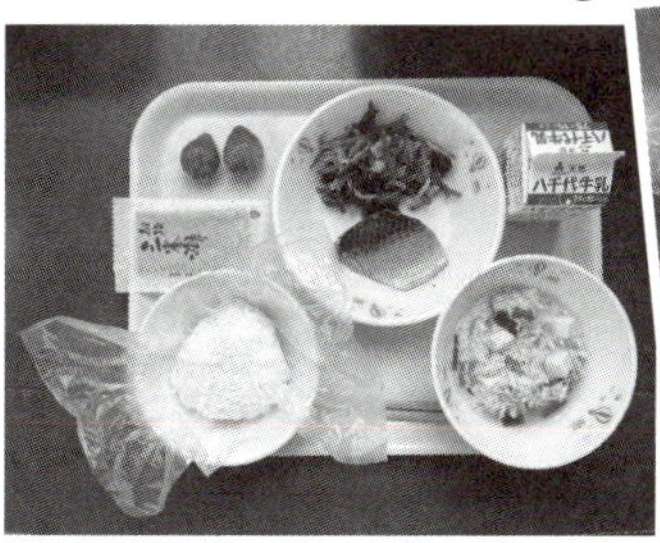

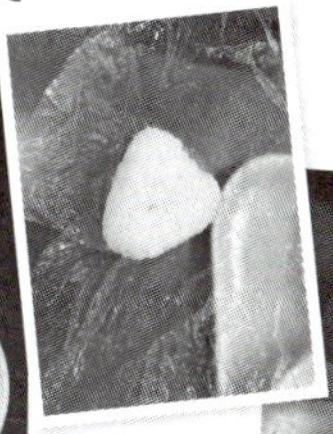

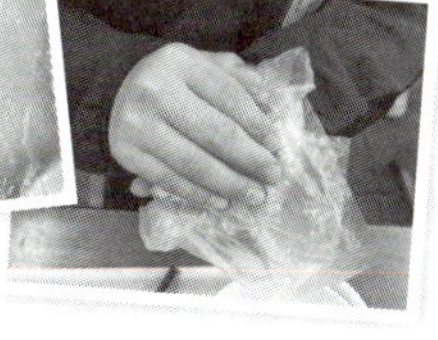

給食以外のことも含め教育課程の中で食に詳しいからこそ深められ、深めることによってその教育活動の魅力が増強されるような関わり方をすること、そこに栄養士の専門性があると考えています。

ただし、この専門性は今の私が考え得る限界です。学びと実践を積み重ねることで、今を超える、または今とはまったく別の専門性が見つかるはずです。今の私に見えていない専門性を見つけていきたいと思います。

重視していることは？

あたりまえですが、**各業務が子どものためになっているということ**です。

子どもは栄養士を選べません。また、自分が受けている食育が（給食も含めて）、長い目で見て、適切なものであるか判断することは困難ですし、違和感を持ったとしても、違和感の理由を解明し、詳細に説明することは難しいことです。だからこそ、批判的思考で、自身の業務をふり返るように心がけています。

やりがいは？

栄養計算を含め、栄養に関する情報の入手は、栄養士の資格を持っていなくてもある程度は可能です。だからこそ、相手・状況など、その時々の文脈に合わせた判断・対応が求められます。これに応えることが、仕事のやりがいにつながります。

また、教育現場で働く者のやりがいは、なんといっても**子どもが様々な体験をし、その時々で感情や考えを持ちながら成長していく様子をそばで見られることです。**

どうしたらなれる？

私立学校の場合は、学校から出る求人などを見て問い合わせをすることが必要だと思います。**公立学校の場合は、都道府県または市区町村の採用試験**を受験します。情報収集を早めに進めるよう、心がけてください。

学校に勤務する栄養士には、**栄養教諭、学校栄養職員の2つ**があります。

栄養教諭は、2005年4月に開始した栄養教諭制度でできた職種です。管理栄養士または栄養士の免許を有しており、**栄養に関する専門性と教育に関する資質を併せ有する教師**として定義されており、**食に関する指導と給食管理**を職務内容としています。一方、**学校栄養職員**は、**給食管理**を本務とし、**栄養教諭に準じて学校給食を活用した食に関する指導を行うよう努めること**が求められています。

どちらの職も、**子ども、保護者、他職種の人とコミュニケーションをとりながら進める仕事**です。きめ細やかなコミュニケーションなどにより、相手のことを理解すること、得られた情報をもとに多角的多面的に判断することが求められます。

そのため、誠実であろうとすること、学び続けようとすることが大切だと思います。

Q 目指すのはどんな栄養士？ 今後の目標は？

子どもたちが主体的・対話的に深い学びを実現できる教育、またその学びを自在に使いこなし、豊かで幸せな人生を送ることができる教育の実践を目指し続けることが目標です。

Q 栄養士のここを知ってほしい！

学校の教育課程で食に関連することがらを学習する機会は多数あります。栄養教諭は、**子どもに、食や栄養についての情報を一つ一つ伝え**ます。一方、伝えるだけではなく、子ども自身が主体的に、食を学ぶこと、食で学ぶことも大切にしています。困難な問題が頻発する時代において、問題に対する答えを一つずつ教えたとしても、すべてを教えることはできません。また、答えの多くはすぐに古くなっていきます。一問一答では解決できない問題、そしてその多くは多様な他者と協働で対応することが必要な問題が次々と発生していることをふまえると、**子どもたちが、主体的に学び、自身でまたは協働で解決のための糸口を見つけられるようにすること**が、学校で働く者の使命と考えます。

子どもたちが主体的に学ぶために、栄養士が主体的に学び、自身が学習者となり、子どもたちの指導者、伴走者となること、それが栄養教諭の面白さです。

1

嬉しかった言葉は？

（小松菜を使ったある料理が給食で人気だった。学校の近所の小松菜農家さんが体調を崩して小松菜を作る気持ちになれないことを児童が知り、給食委員会で手紙を書こうとした時のこと）

「**給食委員会だけじゃなくて、6年生みんなで、励ましの手紙を書こう**」と呼びかける子がいた。

（小学4年生の社会科で、千葉県勝浦市のカツオ漁師、水産業の盛んな町の暮らしを学習した直後の授業の感想で）

「**町で漁師さんに会ったら、質問したい**」「**カツオを尊敬する**」「**家族に教えてあげたい**」とのこと。その後、その4年生たちが中学3年生になり、水族館でカツオが泳ぐのを真剣に見ていたそうです。5年前のたった45分間の授業を覚えてくれていたのだと、驚くとともに、とても嬉しく思いました。

（2020年に子どもに給食の感想を書いてもらうとり組みをしていた時のこと。くじらを給食に出した時に書いてくれた感想）

小学3年生児童「**お肉がくじらだって気づいた時、ちょっとだけかわいそうだなと思いました。だけど、食べてみたら、とてもおいしかったです。カツオとくじらの生活がわかってよかったです**」

小学4年生児童「**今日のニタリくじらのやまとあえは、一口目でなんか食べたことがある気がしました。それはおかしのソースかつでした。一口目はサクッとしたところでカツは本当は魚なのでつじつまが合います。カツにおでんのみそを少しぬったら今日の味に近いかもしれません**」など。

給食を通して、社会とのつながりを見つけたり、問いを立てたり、より深く食の楽しさを見つけたりしていることが伝わってくるコメントを、嬉しい気持ちで読ませてもらいました。

2

収入について一言

満足です。

3

休日なにしてる？

旅行。研修会に参加したり、読書したりすることも多いです。

4

あこがれた栄養士、素敵だなと思う仲間は？

市内、近隣の栄養教諭・学校栄養職員の他、縁あって全国の栄養教諭・学校栄養職員とＳＮＳでつながる機会があり情報交換をしています。一口に栄養士といっても、人それぞれ得意な分野が異なります。特に全国の方々に関しては、当然のことかもしれませんが、私が知らない、その地域の食材や食文化をよく理解されています。市内から全国まで、栄養士仲間になにか相談をすると、共感してくれたり、助言をもらえたり、アイデアの提案を受けたりしています。とても頼もしい仲間が大勢います。

ズバリ、あなたにとって栄養士とは？

毎日フィードバックがもらえる仕事

口野 佳奈

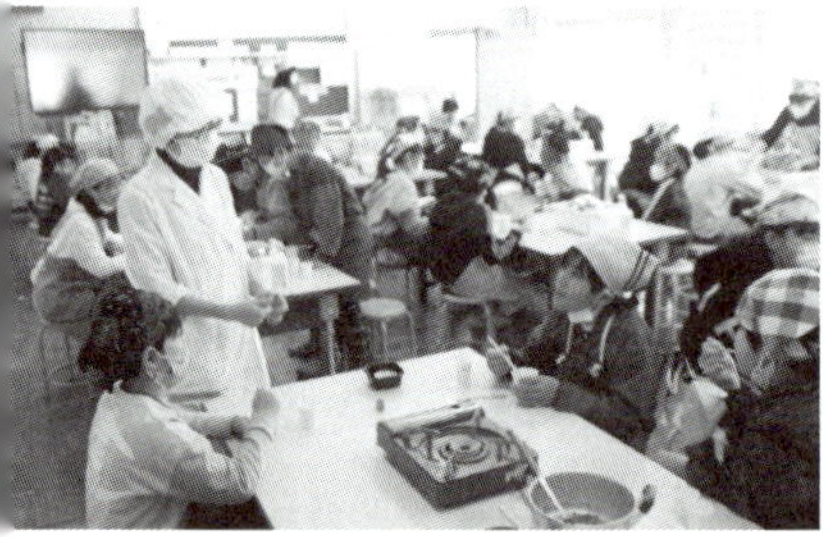

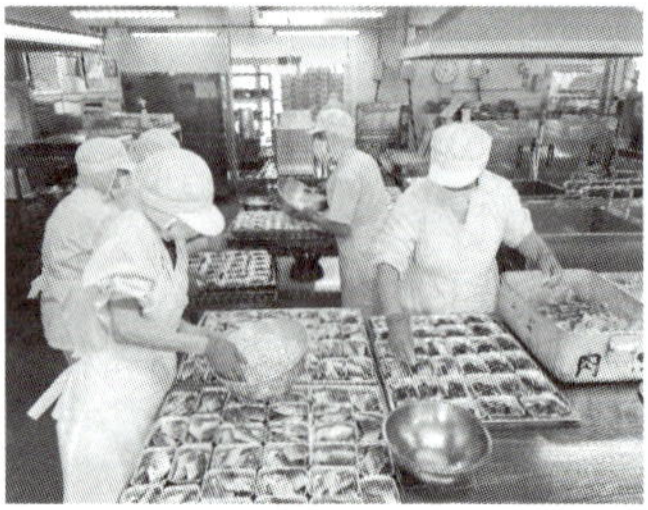

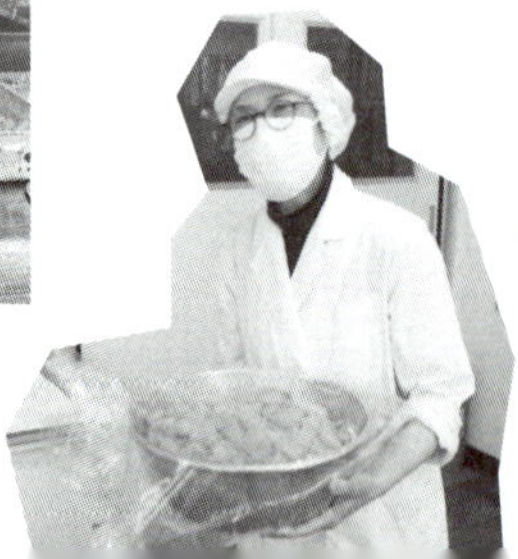

５年生が家庭科の授業で切ってくれた当日の給食のみそ汁の実を手に。

Chapter

2

高齢者
福祉施設

成《なり》田《た》崇《たか》信《のぶ》

入居者の食と健康を支えるかたわら
怪しい情報を根拠に基づき正す活動も

Personal background

栄養専門学校教員、栄養士養成短期大学勤務を経て特別養護老人ホームの管理栄養士。（資格）第一種衛生管理者、健康科学修士。残業なしで定時帰宅が基本、“私生活こそ大切派”で釣りや山菜採りなど、自分でとったものを調理して食べるのが趣味。家庭での役割は食事作りと猫様のお世話で、掃除洗濯は壊滅的に苦手。主な著作として『新装版　管理栄養士パパの親子の食育BOOK』（内外出版社）、『今日から使える薬局栄養指導Q&A』（共著、金芳堂）、『子どもと野菜をなかよしにする図鑑すごいぞ！やさいーズ』（オレンジページ）があります。

Q きっかけは？

高校卒業後の進路について、**調理師になると担任に伝えたところ、料理も知識も学べる栄養士という仕事があると進学をすすめられた**のがきっかけだったと記憶しています。担任は家庭科の先生だったので、もしかすると栄養士養成課程のある大学出身だったのかもしれないですね。

そもそも、調理師になりたいと思ったのも、食べることが大好きであり、自分で作った料理を他の人にも食べてもらいたい、という思いがあったからでした。形は違いますが、当初の思いを今も仕事として行うことができているのは、担任の先生のおかげですね。

Q 仕事の内容・スタイルは？

特別養護老人ホーム（以下特養）の管理栄養士として、**入居している方々の食べる楽しみと健康維持の支援**をしています。仕事内容は**給食の運営と入居者の栄養管理**です。

給食の運営は、食事を調理してくださる給食受託会社の人と一緒に献立を考えたり、食事形態や嚥下食の調整を行ったり、入居者からの要望を伝えることなどが主で、調理作業自体は行いません。最近は直営ではなく、給食受託会社に給食を作ってもらっている高齢者施設が多くなっています。栄養管理は、**入居者それぞれの栄養状態、嗜好、日常の生活動作、生活歴などできる限り把握し**、単に栄養状態をよくすることだけが目的でない、**「その人らしく生きるというのはどういうことか？」**という命題を意識しながら支援を行うようにしています。

また、副業として情報発信・執筆活動も行っています。ここでは特養での仕事を中心にご紹介し、Other topics（44ジペー）で情報発信と執筆活動についてご紹介します。

Q 専門性はどんなところ？

栄養ケア・マネジメントという、高齢者の栄養状態から安全に食べられる食事形態の選択など包括的な栄養管理業務を担っています。栄養ケア・マネジメントは入居している高齢者の健康維持を目的に行われるものですが、**高齢者の栄養問題の多くは低栄養によりもたらされることが多いため、低栄養予防が特養栄養士の大きな役割**ともいえるでしょう。

まず、入居する高齢者の身体状況、健康状況、生活歴、趣味嗜好、家族背景など情報収集し、必要な栄養量や本人に適した食事形態や使用する食器などの食事環境をどう整えるのかを考え、**実際にどのように提供するかを形にした栄養ケアプランを作成**します。この栄養ケアプランを実行するためには、**介護職員や健康を守る看護職員、リハビリスタッフ、主治医、歯科医師といった多職種と連携**することが不可欠です。特養栄養士として力を発揮できるかどうかは、こうした他の職種の方々との協力にかかっていると思います。ここが難しく、いつも頭を悩ませています。

ここまでの仕事内容に病院栄養士とそこまで大きな違いはないと思いますが、自分

1日の仕事の流れ

～なにごともなく仕事を終えられた場合～

6:45	起床　朝食
7:30	通勤
8:00	朝のミーティング、施設内ラウンド
9:00	調理スタッフと打ち合わせ
10:00	栄養モニタリング打ち込み
11:45	昼食喫食状況確認
12:30	昼休み
13:30	栄養補助食品、資材の在庫確認・発注
14:00	各種委員会活動
	↓ 職員の健康管理、園内研修、褥瘡《じょくそう》予防等々
15:30	栄養事務
16:30	施設内ラウンド
17:00	業務終了　帰宅（基本的に残業はしません）
17:30	帰宅　夕食の作成
19:00	栄養関係の情報収集、原稿執筆
23:00	就寝

朝と昼に必ず1回ずつ施設内をまわって入居している方の様子を確認し、栄養管理に必要なデータもとります（モニタリング）。委員会は、褥瘡予防委員会、看取りケア委員会、医療的ケア委員会、研修委員会、衛生管理委員会など多様な委員会があり、管理栄養士としての意見を述べるようにしています。栄養補助食品は1日3回の給食では1度に食べる量が多く感じてしまう高齢者にとって重要な栄養補給源です。また嚥下が困難な方でも安全に飲み込めるよう工夫された栄養補助食品は、口から食べることが難しい人にとって頼りになる味方です。在庫確認も大切な務めです。

にとって大きな違いで、とても**やりがいを感じる点**は、**入居している方々の栄養管理をとても長いスパンで担当できること**だと思っています。私が今の仕事について20年近く経ちますが、長い人だと入職当時からのおつき合いです。**自分の立てた栄養ケアプランが健康状態や生活の質にどのような影響を与え、それがどのような長期的な変化や結果をもたらしたのかを自分の目で見ることができる数少ない職場**だと思います。これが特養栄養士ならではの素晴らしい点です。

もう一つは、苦手とする人もいると思いますが、**最期まで人生のお手伝いができる点**です。最近は施設で最期を迎える人が多く、ほとんどの入居者の最期を看とることになります。ケアの答え合わせともいわれます。病気の治療であれば、原因が解決すれば機能が回復し、援助が必要なくなりますが、高齢者施設ではよいケアをしていても、加齢による衰えにより、だんだんと食事を食べられなくなり、栄養状態も維持できなくなります。**できるだけ自然に、その人らしく、最期を迎えてもらう。**そして、その中に**食べ**

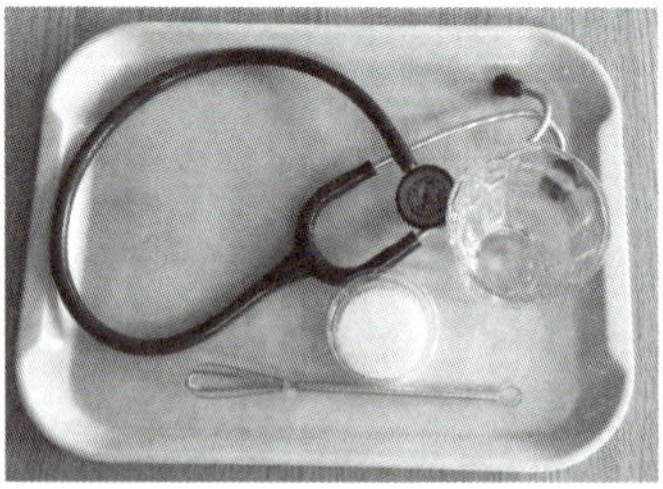

高齢者施設の必需品、とろみ剤と頸部聴診用の聴診器です。聴診器は頸部に当てて嚥下時の音を聴きスムーズな嚥下ができているかを確認するために使用します。

る楽しみや穏やかに過ごせる場面をどれだけ作れるか、ということを念頭に置いて仕事をしています。

Q 重視していることは？

自分の行うことが**相手にとって本当にプラスになるのか、**ということをなるべく多**面的に考える**ようにしています。具体的にいうと、標準的な体型を大きく超えるような過体重の人であれば、通常は食事量を減らすなどの減量を提案しますが、高齢者施設では、入居している人の年齢に幅があり、予後（あと何年ぐらい生きられそうかという見立て）にも大きな違いがあり、減量することのメリットとデメリットを天秤にかけ、減量が明らかにプラスになると考えられる場合に提案します。同様の理由で、健康的な食事といわれる減塩もあまり積極的に行っていません。減塩食では食欲が低下し、栄養状態を悪化させてしまうことがあるからです。うっ血性心不全などで体に明確な負担がかかり、それにより本人に苦痛が生じているような場合には、減塩を含めた食事制限はもちろん必要です。

やりがいは？

入居している高齢者にとって施設は生活の場であり、仕事の合間に立ち寄るというより、その中で一緒に仕事をするようなイメージです。食事以外の場面でも買い物につき合ったり、一緒に散歩したりとかなり距離が近いのではないでしょうか。事務的であったり、給食室での作業が多く対象者との距離があることがさびしいという給食施設の栄養士の話を聞いたことがありますが、その点は現場の仕事が多い、高齢者施設の栄養士はやりがいを持ちやすいのではないかと思います。

職場にもよると思いますが、**医療ではなく生活の場であるため、食事や栄養管理の面で栄養士の裁量が大きいこともやりがいにつながると思います。**その分、責任の重さは感じることも多いです。

もう一つは**中長期的な視点で栄養ケアの計画が立てられること**です。決められた期限がないことがほとんどであるため、す

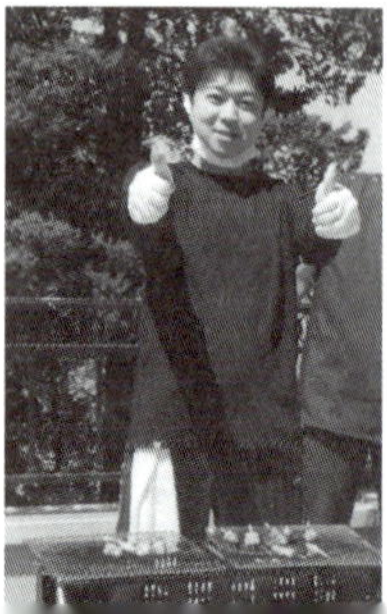

調理業務は行いませんが、イベントでは一転し、調理で活躍します。「おいしいお肉を焼くぞ」と気合いが入っています。

ぐには解決が難しい課題にもとり組むことができます。自分の中に明確な方針や、やりたいことを持っている人にとって向いている仕事かもしれません。

Q どうしたらなれる？

高齢者施設の栄養士の配置は少ないため、栄養士は自分ひとりだけというケースは多いかもしれません。そのため、新卒であったり栄養士業務の経験が少ない人でも、自分で一から学ぶことや、自分で考えて業務を確立していくことが求められるかもしれません。小さい法人(団体)であれば職場の先輩に一から教えてもらうことはあまり期待できないと考えてよいでしょう。**自分で学び、自分で考え、目標達成のために試行錯誤できる人**が向いているように感じます。**他職種の人と意見交換できることも大事**なので、自身の分野にとどまらない広い視野を持つことも必要だと思います。

Q 目指すのはどんな栄養士？　今後の目標は？

栄養学というのは本当に奥が深く、**生化学、生理学に調理学、食文化なども関連していて、ひとりの人間が学ぶには、学ぶべきことが多すぎて、今でもその入り口周辺付近をウロウロしている段階ではないかと思うほどです。**栄養学という学問に基づいて、自分がこうしてなにかを語ることができているのも、先人の積み重ねてきた礎があってこそのものです。栄養士像とは少し違うかもしれませんが、自分の情報発信が少しでも後から来る人の礎の一つになれたらなぁと思います。

今後の目標についても、自分ならではのなにかで、栄養という山になにかを積むことができればよいなと思っています。

Q 栄養士という資格について思うこと

とても面白い資格だと思っていますが、同じ栄養士でも**仕事によって業務内容も求められる知識も大きく異なる不思議な資格**かなと感じています。

「○○を食べると健康になれる」という情報を求める人は多いですが、栄養士は、「一つの食べ物や成分を食べて健康になれるほど、人間の体は単純なものじゃないですよ」と専門性に基づいた返答をしなければならない立場だと私は思っています。**根拠の乏しい健康情報に「NO」といえるような栄養の専門家であってほしい**です。そうなるためにも、自分を含め栄養士同士が切磋琢磨し、栄養士の資格の価値を高めていければいいなと思います。

1

ダブルワークは？

～情報発信と執筆活動～

もしかしたら自分の子どもは発達障害かもしれない。気になってネットで色々と情報を集めていたところ、「○○は発達障害によい」「食事療法で△△食をとり入れると改善する」というような、食に関する怪しい情報がたくさんヒットしました。もし、自分が栄養について学んでいなかったら簡単に騙されていたように思います。当時は怪しい食事法に対し根拠を示して批判をしているネット情報は見当たらず、それならば自分が情報発信をしよう、とブログを立ち上げたのが現在の活動のきっかけです。現在はSNSでの情報発信をメインに、毎日新聞医療プレミア、Yahoo! ニュース エキスパート、食中毒関連のライターなども行っています。

情報発信を行う時に一番大切にしていることは、**統計の数字や情報を集め、まとめただけの記事にはしない**ように心がけていることです。たとえば、毎年公表されている、国民健康・栄養調査の結果で、若い女性はエネルギー不足であるとか、たんぱく質が足りないというような評価をした情報が出まわったりしますが、実は必ずしもそうとはいえず、調査参加者が実際に食べたものを記載する場合に過小に申告してしまうことも影響していたりします。単純な数字に騙されないためにも、栄養士分野の知識だけでなく、幅広い分野の知識も得るようにしています（今の自分になにが不足しているのか、というのを把握できる能力も大事ですね）。

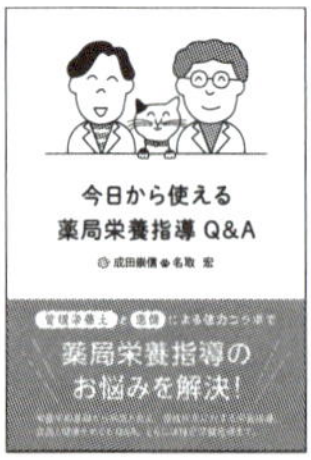

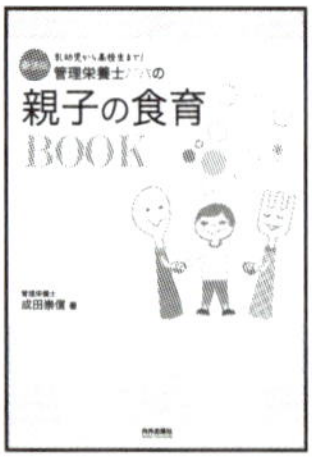

執筆を手がけた本。SNSはXのハンドルネーム道良寧子、アカウント名@doramaoなどで情報発信しています。

2
嬉しかった言葉は?

治療を終え退院してきた入居者からの言葉で「**ここに帰ってこられてよかった。ここの給食をみんなとまた食べられて嬉しい**」といわれたことですね。給食だけでなく、食事環境や職場の雰囲気を含めて評価いただいたと感じられました。

3
収入について一言

医療や福祉業界は医療・介護報酬のような公定価格で給与が決まるため、**低い水準に抑えられている**のが実情です。収入重視であれば、栄養士を選ぶインセンティブは乏しいかもしれません。

栄養士を含め専門職はやりがいのある仕事ですが、好きで選んだのだからと収入について貪欲さが欠けるところがあるのかもしれません。将来的な給与アップを考えるのであれば、必要なところに充分な予算をかけていただけるよう、選挙での意思表示やこの業界の現状をきちんと伝えていくことも大事だと思っています。

4
休日なにしてる?

若い頃は、**料理の腕を磨くために仕事を終えた後に厨房で働いたり、菓子講習に出たり、大学院に通うなどいわゆる自己研鑽**に勤しんでいたように思います。現在は、**若い頃蓄積した経験をもとに、記事を書いて情報発信する方向に変化**してきています。今ではすっかり怠け者になってしまいましたが、昔があるから今の自分があると感じています。趣味はゲームやマンガを読むことなどの基本インドア系なのですが、釣りや山菜、キノコ採り、家庭菜園など食べることが関係すると体を動かすことも苦にならないタイプです。好きなキノコはコウタケ、アミガサタケ、ヤマドリタケです。

Q ズバリ、あなたにとって栄養士とは？

天職で。

スーパーマーケットの社員として
働いていた時期があったのですが、
自分はやっぱり栄養士が好きなんだと
気がついてしまいました。
栄養士として再び働き出してからは、
そんな心のもやもやは
まったくなくなりました。

Chapter

3

大学病院

一《いち》丸《まる》智《さと》美《み》

集中治療室で栄養管理を担い、
研究や後進の育成にも尽力

Personal background

藤田医科大学病院食養部の一丸智美と申します。大阪市立大学（現：大阪公立大学）を卒業後、神戸・大阪の急性期病院に22年間勤務したのち、愛知県に移住し4年目です。30代の時にフルタイムで働きながら武庫川女子大学大学院に進学し、博士号を取得しました。大学院在学中にEast Carolina University医学部で臨床研修を行い、米国静脈経腸栄養学会の認定資格であるCNSC（Certified Nutrition Support Clinician）を取得しています。消化器疾患（特に短腸症候群）、静脈・経腸栄養管理を得意としています。

Q きっかけは？

子どもの頃からスポーツをやっており、憧れの先生たちから「ちゃんと食べないと勝てないぞ」「ジュースばっかり飲んでたらバテるぞ」などといわれていたので、なんとなく栄養の重要性を感じ、興味を持っていました。栄養学部に進学することを決めた時、高校の先生から「栄養士の仕事なんて菜っ葉切りだぞ」とばかにされたので、かえって意地になって進学した……というのも事実です。就職活動の際には「栄養士の就職先の中で、一番難しそうな病院をまず経験しておけば、他の場所でも働ける力がつくだろう」「大きな病院のほうが、最新の医療と栄養管理が経験できるだろう」と考え、大病院ばかりを狙って応募しました。医療の中で栄養が注目されるようになった今、先見の明があったと自負しています。

Q 仕事の内容・スタイルは？

現在は、大学病院で係長として勤務しています。栄養管理業務としては、主に集中治療室（ＩＣＵ）を担当しています。ＩＣＵとは、生命の危機にある重症患者さんを、24時間の濃密な観察のもとに、先進医療技術を駆使して集中的に治療する場所です。

近年、**ＩＣＵ入室早期から栄養管理・リハビリを開始し患者さんの筋力低下を予防することが重要視されるようになり、２０２０年度からはＩＣＵに管理栄養士を配置することが推奨されています。**ＩＣＵ入室患者さんは人工呼吸器を装着している場合が多く、食事を食べることができません。**鼻から細いチューブを入れて胃や空腸に栄養剤を注入する経腸栄養法や、点滴で栄養を投与する静脈栄養法で栄養管理を行います。**

また、若手スタッフの教育担当として、教育プログラムを検討したり、栄養指導のトレーニングを行ったりしています。新人の管理栄養士はすぐには患者さんの担当をすることができません。院内のルールや栄養部門のルール、電子カルテの操作、患者さんに対応する時のマナーなどを覚える必要があります。当院では、栄養指導についてはベテラン管理栄養士の見守り下で何度か行ってみて、合格となった疾患から実践に移ってもらう仕組みにしています。だいたい3年くらいで自立しておおむねすべての栄養管理業務ができるような新人教育プログラムを作成しています。

管理栄養士からは、対応に苦慮する症例の相談を受けることも多いです。医師や看護師から直接問い合わせがくることもあります。副業というほどのものではないですが、職場から許可された範囲で講演・執筆活動も行っています。

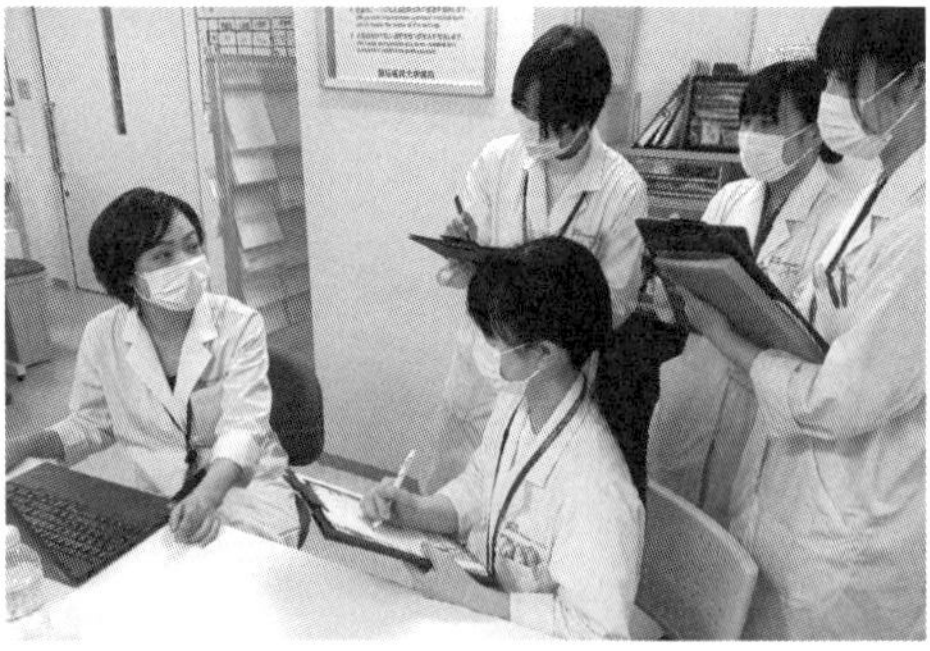
後輩に指導中。管理栄養士31人のチームです。

1日の仕事の流れ

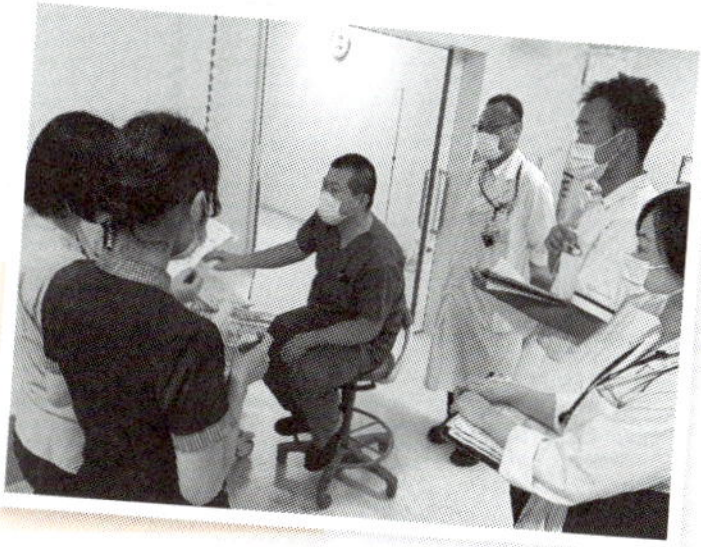
ICUカンファレンスは集中治療室における医療の情報共有や意見交換の場。毎朝行われます。

5:20	起床
6:50	病院到着
7:30	ICUカンファレンス
8:45	ICU・HCU患者のモニタリング、記録
11:00	休憩
11:45	一般病棟患者のモニタリング、記録
14:00	スタッフの指導、事務仕事
16:15	業務終了
17:30	帰宅　家事　食事
19:00	講義資料や依頼原稿の作成、Webセミナー聴講など
22:00	ジム
23:30	帰宅　就寝

勤務時間は8：00～16：15なのですが、自己研鑽も兼ねて毎朝ICUカンファレンスに参加しています。人事評価や病院機能評価など係長としての業務がある時や、プロジェクトが動いている時などは、一時的に残業が続くこともあります。体を動かすことが好きなので、忙しくても週3，4回はジムでトレーニングをしています。

Q 専門性はどんなところ？

病院における管理栄養士の業務は、**栄養アセスメント**（栄養状態の評価）、**栄養ケアプラン**（栄養投与計画、栄養指導計画など）**立案とその実施**、**栄養モニタリング**（栄養状態、栄養管理状況の経過観察）です。

現時点では**日本の栄養士は**、**ジェネラリストとしてすべての診療科の栄養管理に対応して**いますが、**近い将来には**、**欧米の栄養士のように専門領域を持つことになっていくと思います。**私は消化器内科・外科の栄養管理を得意（本当は〝専門〟といいたいのですが、今のところ他の領域も担当しているので専門とはいえません）としています。**栄養は投与したら終わり、ではありません。**どこを経由してどのように消化吸収され、どこでどのように代謝され排泄されていくのか、我々は栄養の専門家として、それらを最もよく理解しておかねばなりません。そしてそれらのプロセスが障害された患者さんに対し、**より多くの解決案を提示し、その中から総合的に考えて最良の方法を選択すること**も、栄養士の専門性だと考えます。

経口摂取ができない、不足している、または摂取しても消化吸収に問題がある場合は、**経腸栄養法**や**静脈栄養法**を行うことになります。実は、これらの栄養法は、どの職種が専門なのか、あいまいな状態にあります。ということは、**栄養士が積極的にとり組むことで、栄養士の専門性が認められ、栄養士に任せようということになります。**医療職としての栄養士の地位を確立するためのチャンスです。そのように考えてとり組み始め、今は経腸栄養、静脈栄養法の専門家は栄養士だ！といえるよう、若手栄養士の育成も進めています。

Q 重視していることは？

「わからないことは必ず調べる」ことを大事にしています。病院で勤務していると、稀な疾患や病態に対して栄養管理を依頼されたり、質問をされることがあります。当然、「わからない」場合もありますが、**「わからない」には2通りあって、「自分にはわからない」と「世界中の誰もがわからない」があります。**実際にはどちらなのかは、調べてみないとわかりません。ですから、必ず診療ガイドラインを確認したり、データベースを使って文献を検索するなどしています。調べもせずに「(自分には)わかりません」ですませてしまえば、本当は適切な栄養管理法があるのに患者さんがそれを受けるチャンスを逃してしまい、救える命を救えなかった、ということになりかねません。調べることはとても重要です。

Q やりがいは？

栄養管理の成果は人工呼吸器装着期間やＩＣＵ在室日数の短縮など**患者さんの早期回復**にも現われます。私自身は患者さんが回復して自分をとり戻していかれる過程に関わることに喜びを感じます。患者さんを元気にしてあげて、元気になった患者さんを見て自分が元気をもらって、もらった元気でまた別の患者さんが元気になるよう頑張って……というよい循環が続くとやりがいを感じます（実際にはそううまくいかないことも多いですが……）。

Q どうしたらなれる？

病院栄養士になるには以下の条件が必要だと考えます。

❶ **栄養学が好き、医療が好き（勉強が好き）**
❷ **コミュニケーション力がある**

病院では、診断から治療までの流れを理解し、症状、治療、副作用、今後の経過を予見しながら栄養管理プランを立案し実践していきます。**栄養学の知識だけでなく医療全体を把握していなければ成り立たない**ので、常に勉強して知識のアップデートをしていく必要があります。勉強をし続けることは専門家としての責任です。また**他職種の仕事にも興味を持ち、上手にコミュニケーションをとりながら栄養管理に巻き込んでいく能力**も大事だと思います。

Q 目指すのはどんな栄養士？　今後の目標は？

私が病院で働き出した頃は、患者さんが重症になり経口摂取ができなくなると、栄養士は関わらなくなる……といった状況でした。**どんなに重症になっても関わり続けたい、最期まで患者さんのそばにいたい、という気持ちから静脈・経腸栄養の勉強を始めました。**今はその時の目標を叶えることができたと思っています。

もう一つの目標は、論文を書くことでした。**どれだけ調べてもわからないことが出てきた時、自分で答えを見つける力をつけたいと思い大学院に進学**しました。いくつかの英語論文を出版でき、こちらも目標を達成しました。今後もできれば臨床業務をしながら研究に関わっていきたいと思っています。

栄養士人生も後半戦となった今、**目標としているのは**

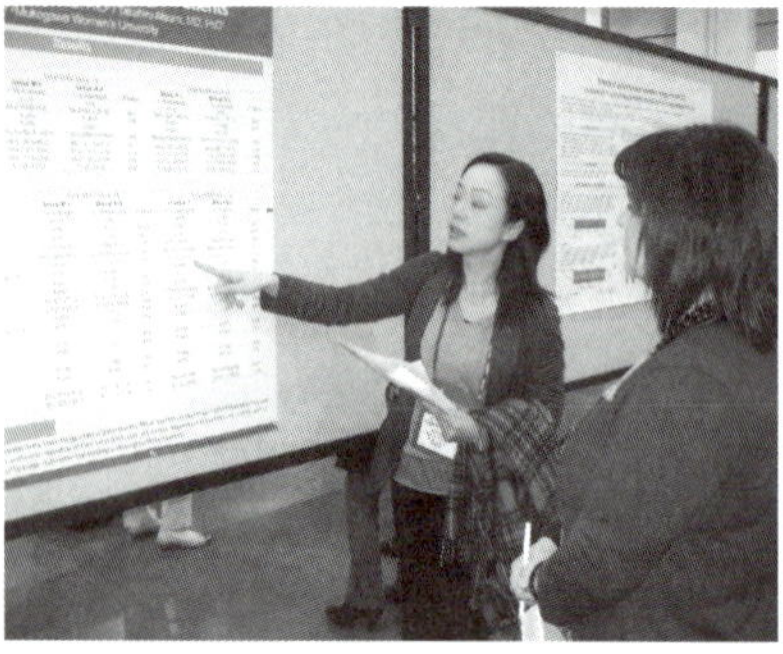

米国静脈経腸栄養学会での発表も経験。

「**病院栄養士が〝医療職〟として認知されること**」です。治療の一環として栄養管理を行う職種、広く深く栄養に関わる知識と技術を持つ職種として、医療において欠かせない存在であると認めていただけるよう、後進の育成にも注力していきたいと考えています。

Q 栄養士のここを知ってほしい!

栄養士といえば「献立を考える人でしょ?」と思われがちですが、病院栄養士は治療の一環として栄養ケアを提供する〝医療職〟として認知されるよう、頑張っています。

1

収入について一言

病院からは満足できる給与をいただいています。給与の他に、講演や執筆活動による報酬と、若干の不動産収入があります。生活には余裕があり、自己研鑽や趣味に使える資金も充分にあります。

2

休日なにしてる？

家で過ごす日は、家事をしたり、原稿を書いたり、講義の資料を作ったりして過ごしています。学術集会や、趣味であるダンス関連のイベントに参加するために出かけることも多いです。遠方の場合は泊りがけになるので、空いた時間に観光をすることもあります。長めの連休がとれれば海外旅行に行きたいのですが、なかなか難しいです。

3

あこがれた栄養士、素敵だなと思う仲間は？

私の栄養士としてのロールモデルは、East Carolina University 医学部消化器・肝臓内科教授である Laura E. Matarese 先生です。臨床業務をしながら大学院に進学し、数多くの論文を出版し、医学部教授となり医師と肩を並べて活躍する、私の理想を実現している米国登録栄養士です。

ローラ先生との出会いがなかったら栄養士を辞めていたかもしれません。2004 年に出版された雑誌[※1]でローラ先生の存在を知り、なんとしてでも会いたい、近づきたいと願い、彼女の論文を読み漁《あさ》っていました。2014 年に、当時の勤務先でコメディカルも短期国内外派遣制度の対象となったため、在学中であった大学院の教授にもサポートしていただき、Laura 先生のもとに研修に行くことができました。腸管不全の栄養管理、静脈栄養の処方、栄養学的身体所見のとり方、栄養士としての振る舞いなど、多くのことを教えていただきました[※2]。「"desk dietitian" はダメ。患者をよく見なさい」「ドクターの指示を待っているだけではダメ。自ら考え、動きなさい」「栄養士の未来は自分たちで作るのよ」など、心に残る言葉をたくさんかけていただきました。

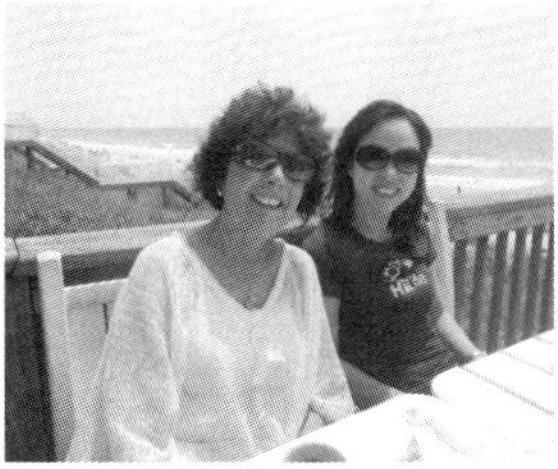

ローラ先生と大西洋をバックに。

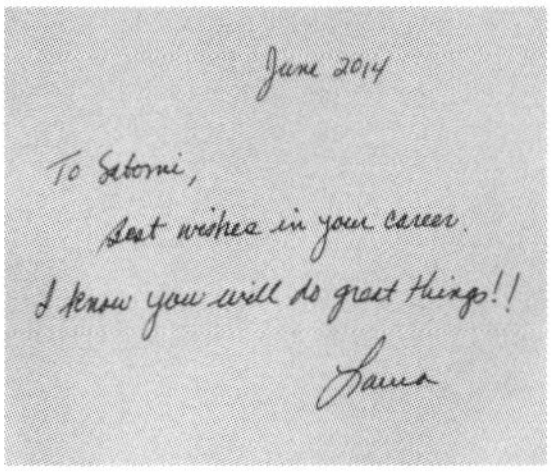
June 2014
To Satomi,
Best wishes in your career.
I know you will do great things!!
Laura

ローラ先生からもらったサイン。10 年経った今でも時々思い出しては襟を正しています。

※1　ローラ先生の存在を知ることとなった記事
対談 臨床栄養士ー過去・現在・未来　臨床栄養 105(2): 210-219, 2004.

※2　ローラ先生のもとで行った臨床研修のレポート
East Carolina University での臨床研修　臨床栄養 125(7): 870-875, 2014.

Q ズバリ、あなたにとって栄養士とは?

栄養で、すべての人の健康を応援する専門職

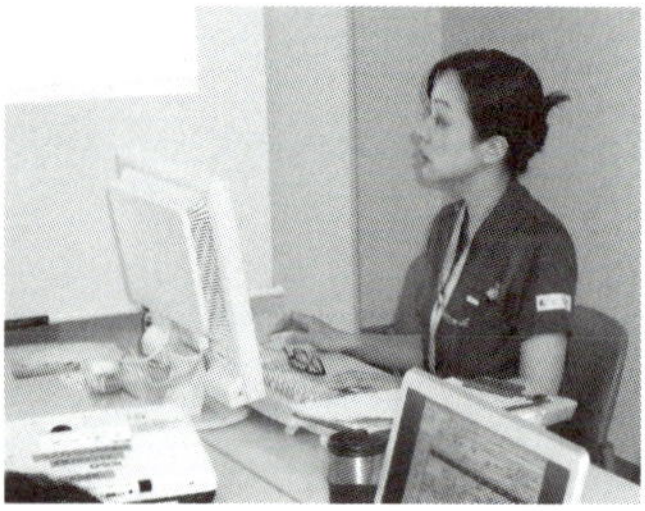

Chapter

4

料理研究家

本《ほん》田《だ》よう一《いち》

料理の入り口へいざない、
おいしさで健康を支える

Personal background

1983年生まれ。福島県泉崎村出身。妻と6歳の息子、2歳の娘と生活しています。妻はフルタイムで働いているので、基本的な衣食住の家事は基本、ぼくが担当中。料理家は仕事の時間はまちまちなので、生活は子どもたちの生活が中心になります。著書は『めざせ塩分マイナス2g コンビニ・総菜も活用 かんたん!減塩めし』『塩分1日6g わがまま男をうならせる うまい!減塩めし』(ともに女子栄養大学出版部)など。でも「栄養士として」が求められない依頼のほうが多いです。

Q きっかけは？

高校生の頃にＮＨＫの朝ドラで『私の青空』を見たことがきっかけの一つです。ヒロインが学校給食の調理員から管理栄養士を目指すドラマでした。**小学生の頃から料理は好きでしたが、高校生になるとより具体的に明確に**なっていきます。母が介護福祉の仕事をしていたこともあり、地元の福島で就職することを考えると調理師よりも栄養士のほうが向いているのではないかという認識がありました。

また、高校生の時に祖母の認知症が始まったことも影響しているかもしれません。ぼくには姉が２人いるのですが、それぞれ３歳と４歳違うので、ぼくが高校生になる頃には姉たちは上京しており、父、母、ぼくで介護をしていました。母は夜勤があり、父も仕事で忙しいとなると、**晩ごはんの担当がおのずとぼく**になり、平日５日はぼくの担当でした。

父は一口食べておいしくないと「食べた」といって食べない人間でした。がっかりもしましたが、おいしい時は必ず完食してましたし、調理しながら、片付けをしたりしていると「段取りがいいな」とほめられたりすることもありました。当時は絶対的な存在でしたし、あまりほめないタイプなので、嬉しかったですね。一方で**母はともかく「助かる」**と。いつも「おいしい」といってくれましたね。週末は母と隣の市に行って買い出しをして、その中でやりくりしました。

そのような中でおのずと料理家としての素地のようなものが育まれていったのだと思います。とはいえ、高校生の料理し始めですから、栄養バランスより、自分の作りたいもの、高カロリーなものが中心になるので、祖母がどんどん肥えていったのを覚えています(笑)。

Q 仕事の内容・スタイルは？

レシピ考案、料理教室、コラムなどの執筆が中心です。動画の作成やスタイリング、写真撮影など複数のことを兼ねて請け負うこともありますね。**フリーランス(個人)で活動しているので、打ち合わせ、メールでの返信、請求書など経理や確定申告なども自分で行います。**

レシピ考案は、基本的には依頼を受け、テーマ——たとえば季節の素材や調理時間など手間のかかりぐあい、あるいは時には減塩など栄養的なことまで——をいただくので、**依頼者の求めるテーマに沿って考えていきます。**ぼくの場合には、まずは、な**にも見ずにアイデア出しをパソコンで書き出し**ていきます。そこから書籍、本、インターネットなどで、**最近の傾向を調べたり、同じような、それでいて少し違うレシピを作ってみてどこが作りやすくて、どこを変更するとよくなるのか、自分らしく落とし込めるか**を考えます。**そこから栄養のことを考えて組み合わせ**、味つけを決めます。動画を撮るなら「話す」必要がありますから、背景や尺によって言葉選びを考えていきます。

栄養に配慮した依頼の場合には、塩分（食塩相当量）が重要なケースがほとんどなので、**実際に作ってイマイチなら、改善してまた作る。それをくり返していますね。**自分がおいしいと思うまでです。

なお、依頼者が撮影に慣れていれば、レシピを考えるだけでよいですが、撮影に慣れていなかったりすると運営をこちらでやってみたりと、**レシピ以外の多くを予想外に求められること**もあります。ドラマの裏方で料理を作ることもあれば、レシピを考案して自分でウェブサイト用の写真まで撮るもの、チラシのレシピ考案などフードコ

1日の仕事の流れ

~平日、撮影がない日の場合~

5:30	起床
9:00	子どもたちと朝ごはん、保育園へ送迎
10:00	メールチェック、todoリストを確認
	締め切りの優先順に仕事を進める
11:00	レシピを考えたり、試作をするためにスーパーに買い出し
13:00	試作、レシピ書き、打ち合わせ、資料整理など
18:00	保育園へ送迎
18:30	夕食
21:30	就寝

撮影や料理教室、番組収録などがある場合には、その集合時間に合わせて前日から買い出し準備、スタッフの手配、レシピの再確認などをして現場に向かいます。最近はめったにないですが、10時集合で25時終わりなどの現場もあるなど、もともとはなかなかの体力勝負の面がある仕事です。雑誌などの撮影は保育園の送迎時間に間に合うように協力してもらっています。

ーディネーターのような役割で名前の出ない仕事もたくさんあります。映画、ドラマ、通販番組、バラエティの試食用料理など、依頼内容や役割は様々です。仕事の中で位置づけに上下はありませんが、**どこに自分の特性があってやりがいがあるのか**を考えます。対等に扱ってもらえる仕事でない場合もあるので、その場合は降りることもあります。

自分で一つ一つ納得のいくものを考えて、具現化し、イマイチと感じたら、修正をくり返して、精度を上げていきます。

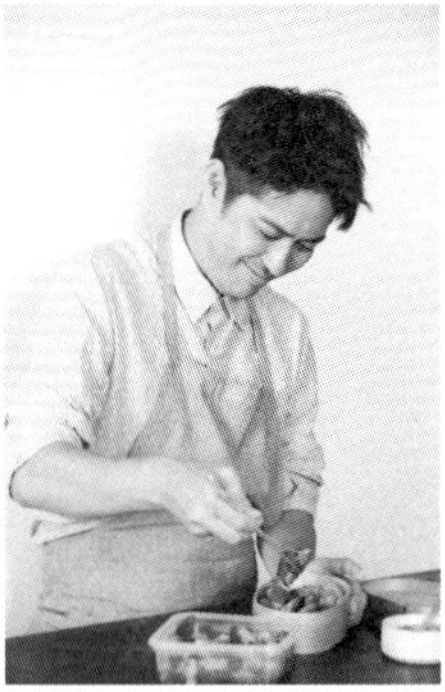

料理の撮影では準備を念入りに。撮影中は編集者やスタイリスト、カメラマンなどと最近のはやりなど情報収集もしながらなごやかに進めることが多いですね。

Q 専門性はどんなところ？

「栄養士として」が求められない依頼が多いですが、**栄養のことを語る時には、エビデンスを調べて、信頼がおける内容を、日常的なおしゃべりの中でわかる単語に噛み砕いて話す**ように心がけています。雑誌ならページ、テレビなら尺の都合もあるので強く打ち出せるわけではないのですが。

一方で、**料理の入り口に立ちやすくなるもの、再現性の高いもの、材料が手に入りやすいもの、わかりやすいもの**という依頼が多いのですが、栄養系の仕事を請け負う際にもこれらを重視したレシピを実現できるように考えています。栄養士を組み込んだ料理家なら、シンプルにおいしいに加え、健康面で支えられる部分があると思います。

Q 重視していることは？

ご依頼に対して、誠実に目標を達成すること。売り上げとして、成立しているもの。また、ぼくは福島県の出身なので、福島県内の仕事であれば、基本的に極力受けるようにしています。さらに、まずはエンタメとして料理をし、楽しんでもらい、好きになってもらう。そういう、**「料理をする入り口」になれるかどうか**を重視しています。

Q やりがいは？

ぼく個人の好みもありますが、塩けが強いもの、油が強いものがあんまり得意ではなく、わりと中毒性の強い味わいのものは苦手で、疲れてしまうのですが、仕事では作ります。

「塩分が控えめでありながらも、旨みがしっかりしていて、おいしく食べることができる」。そう評価していただくと嬉しいです。**ぼくの考えた「おいしい」が、誰かに届いて、その誰かが作ってあげたくなる気持ちを演出することができる。**生活の中で必須の食事ではありますが、**料理教室はエンターテインメント**だし、レシピも媒体によっては、日常だったり、華やかな日だったり、病気を治すためのものだったりと、**食事での寄り添い方は様々**なので、どんなものを提案していくか切り拓いていくのもやりがいの一つです。

Q どうしたらなれる？

ぼくがデビューした2000年代頃は料理研究家のアシスタントになるところから仕事を始めるケースが多かったです。ぼくはアシスタント経験はなく、独立を決めて、料理雑誌に自ら撮影した料理作品を毎月のように持参し（時には差し入れもするなどして）営業に行き、そのうちチャンスをもらってその料理雑誌に出て、それを見た人をはじめ色々なところから次第に声がかかるようになっていきました。今は、きっかけがブログになり、Ｉｎｓｔａｇｒａｍになり、Ｙｏｕ Ｔｕｂｅになり、世の中に出る流れはどんどん変わってきましたね。ですから一概にはいえません。ただ、どういう仕事がしたいのかにもよりますが、いくらＳＮＳなどでレシピが拡散されたとしても、

ご依頼がないと売り上げはないので、どう世の中の人に認知してもらっていくかは重要です。ぼくもまだまだたくさん知ってもらいたいと思っています。

Q 目指すのはどんな栄養士？　今後の目標は？

栄養士として大切に感じているのは、**常に情報を入れ続けること。**医療と同じで栄養のことは日進月歩で変わっていきます。近年はSNS上で悪質なデマや栄養にまつわる嘘もたくさん出てきています。育児をしていても、乳幼児の育て方も30年前と現代では大きく異なります。それを自分の能力で判断していくためにも情報を入れ続ける。スマートフォンやインターネットによって時代のニーズ、役割も変わってきましたし、**興味を持つことは能力として非常に大事なことだと思います。**

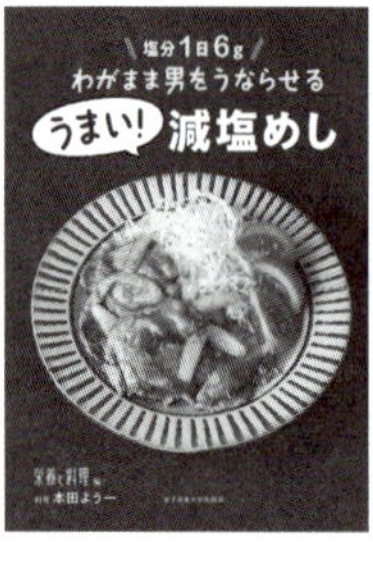

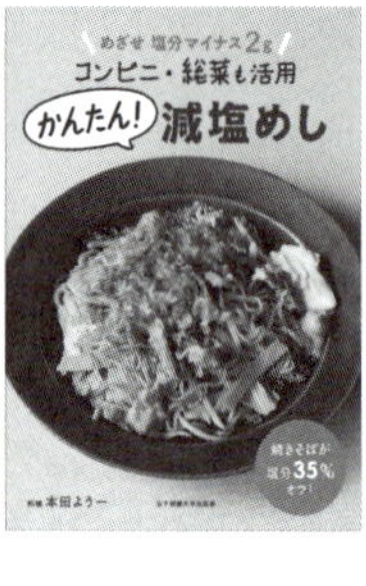

栄養士であることを活かした減塩レシピの本。単なる減塩ではなく、減塩が苦手とされる男性にも満足してもらえる一冊と、コンビニ・総菜を活用したレシピ集です。

自分がなにをしたいのか、なになら長続きしていけるのか——「できること」「やりたいこと」「続くこと」を組み合わせて、自分の仕事の可能性を広げていく。料理家になると作家性の強い人、キャラクターの強い人、汎用性の高い人と、個性により仕事が分かれていきます。自分がどうしたいか、なにが得意なのかを常に考えて、常に努力をしていきたいと思います。

1 嬉しかった言葉は？

「期待以上の仕事をしてくれる」「しっかりとおいしい」「作りやすくて、余白もある」。なにをおいても、**おいしいっていわれるのはいつだってたまらない**し、嬉しいです。仕事として、現場がちゃんとまわっていること、お客様、クライアントが結果に満足していることは嬉しいです。

それが次の依頼に必ず、つながっていると思います。

2 休日なにしてる？

子どもが小さいので、基本的には子どもの遊び、習い事などにつき合っています。平日、仕事が過密でない時は、自分の時間として、過ごすようにしています。

3 あこがれた栄養士、素敵だなと思う仲間は？

小田真規子先生ですね。管理栄養士ではなく栄養士を選ばれていることもありますが、仕事の幅、内容、密度、スタッフとの連動、企業として、動くことのすごさ、レシピの精度が素晴らしいと思っています。

年下の世代の料理家も増えてきて、**長谷川あかりさん**はじめ素晴らしいなと思って見ています。なにをどう考えているのか思いを馳せて、料理への考えを吸収したいなと各世代の料理家のレシピを観察しています。

4 収入について一言

売り上げは東京を中心にしたものと福島を中心にしたものと半々くらいが現状です。雑誌やテレビ、新聞などは金額が決まったものが提示されるので、それで合うかどうか、宣伝になるのか、やりたいものなのか、恩義があるものなのか、スケジュールの中でレシピを作り込めるかなどを鑑みてお引き受けします。

フリーランスなので、撮影日が重ならない限りできるだけお受けするようにしています。ものによっては経費でギャラが全部なくなるような設定のものもきますが、それも少しずつ、改善してきている様子です。

広告関連など代理店の仕事の場合はレシピ考案は１点３万～５万円くらいを想定しますが、他の競合の企業からの依頼が受けられないなどの制約がある場合は、金額が増えたり、レシピの数がある程度まとまりがあれば、まとめていくらということで単価が下がったりもします。レシピにスタイリング、写真、動画が付随するとそれぞれに金額がプラスされていきます。

県庁や市町村などの行政系は、独自の金額設定なので、**同じような仕事をしていても金額にムラ**はあります。食材費が込みのもの、撮影代が込みのものなど、クライアントのご依頼と予算感によってそれぞれに対応していきます。

フリーランスなので基本的にはすべてのことをひとりで行いますが、アシスタントを日給でお願いすることもあります。売り上げが2000万円近くなるとひとりではまわらない状況になると思います（個人差あり）。そこで組織にするのか、ビジネスパートナーの形をとるのか、問われます。ぼくは家族の時間を作りながら、自分のできる範囲の仕事をしたいので、個人でフリーランスのままでいることを選んでいます。

単価が高いものもあれば、低いものもあり、どこを受けるかは個人の判断ですが、ぼくは押し並《な》べて、**全体でバランスがとれたらいい**と考えています。価値を決めることも大事ですが、色々な経験をしていくこと、**料理はたくさん作っていくことで自分なりの〝うまさ〟につながっていく**と信じています。質も大事ですが、量も作っていきたいです。

Q ズバリ、あなたにとって栄養士とは？

おいしい料理で健康を支える

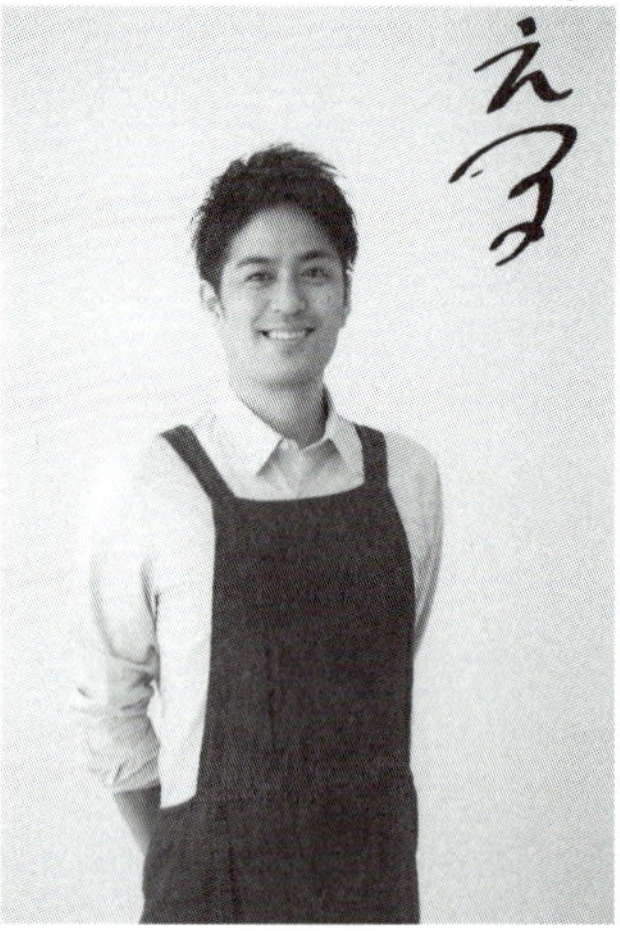

Chapter

5

在宅訪問
管理栄養士

塩《しお》野《の》崎《ざき》淳《じゅん》子《こ》

在宅医療を受ける方の暮らしを食と栄養のケアで支える

Personal background

高校生と中学生の娘を育てながら、非常勤の診療所（医科２診療所・歯科１診療所）をかけ持ちして在宅訪問栄養食事指導（以下訪問栄養指導）を行っています。訪問栄養指導のかたわら、仕事で身につけた専門知識を活かして講演や執筆活動も行っています。休日は、東北各地のおいしいビールを求めてクラフトビールの醸造所を訪れるのが趣味で、作り手の顔の見える個性的なビールを味わうのが週末の楽しみの一つです。

Q きっかけは？

私は、幼い頃から「薬剤師」を目指していました。薬剤師だった父方の祖母に憧れていたためです。明治生まれの祖母は当時の女性としては珍しく、薬科大学で薬学を学び、薬剤師の免許を持っていました。祖母は大阪で小さな薬局を営んでいて、地域の人が体調不良などで悩んだ時によく相談に訪れていました。そんな祖母の姿を見て、幼心に「**毎日、誰かの健康の悩みに応えているおばあちゃんってかっこいいな**」と思ったものでした。薬局の屋根裏には市販薬がぎっしりと積まれており、営業中に店の在庫がなくなると、祖母は体の小さな孫に「○○っていう胃腸薬の箱をとってきてくれる？」と頼むのです。祖母のような優しい「**町の薬剤師さん**」になりたいと思っていました。

しかし、高校3年生の春、いよいよ大学の志望校を決めなければならない時になって「私は本当に薬学を学びたいのだろうか」と悩むようになりました。そこで、高校の進路担当の先生にその悩みを打ち明けたところ、差し出されたのが「女子栄養大学」という聞いたことのない大学のパンフレットでした。その表紙には「**栄養学は予防医学**

です」と書かれていました。その一文を読んで「これだ！」と思ったのです。「**薬は病気になってから飲むもの。でも、食事は病気を予防できるものだ**」と考えて一念発起し、管理栄養士の道に進むことを決めました。その時の気づきがなければ、管理栄養士になっていなかったと思います。

Q 仕事の内容・スタイルは？

在宅訪問管理栄養士は、**在宅医療を受ける方の栄養ケアを行う仕事**です。病院で行われるような「栄養指導」や「栄養管理」といったイメージとは異なり、患者さんやご家族の暮らしの中で、食や栄養の困りごとを解決するお手伝いをします。

たとえば、脳卒中の後遺症で飲み込みの障害や半身麻痺のある方が、ご家族と一緒に「お寿司」を食べたい時、**お寿司を飲み込みやすく調整する方法をお伝えする**ことで、その方はご家族と一緒に食卓を囲むことができます。また、糖尿病であっても「おはぎ」を食べたい患者さんが、**どうすれば血糖管理の中でおいしくおはぎを食べられる**かを一緒に考えます。**病院の栄養管理は「治療」の側面が強いですが、在宅では「生活**

の質（QOL）」を高めるための食事も求められています。また、どんなに栄養的に理想の食生活であっても、その方がその食事を用意できなければ実現できません。要支援・要介護者への食の支援には「買い出しからゴミ出しまで」配慮が必要です。ある糖尿病の90歳代の女性が、食事療法を実践するために必要だったのは、栄養指導レジュメではなく「買い物の支援をするヘルパーさん」だったこともあります。

訪問から帰ると、まず訪問栄養指導の記録をカルテに記載し、必要に応じて在宅医や介護支援専門員に情報提供します。時には訪問看護師や歯科医師にも栄養課題を共有し、栄養ケアの方向性について話し合うこともあります。たとえば、便秘に悩む患者さんに、乳酸菌やオリゴ糖、水溶性食物繊維の摂取を提案し、サンプルを提供したら、使用後の便の性状を看護師にチェックをしていただくといったぐあいです。

在宅医療の最大の特徴は「別法人の複数の事業所がケアに関わっている」という点です。一つ屋根の下でケアが完

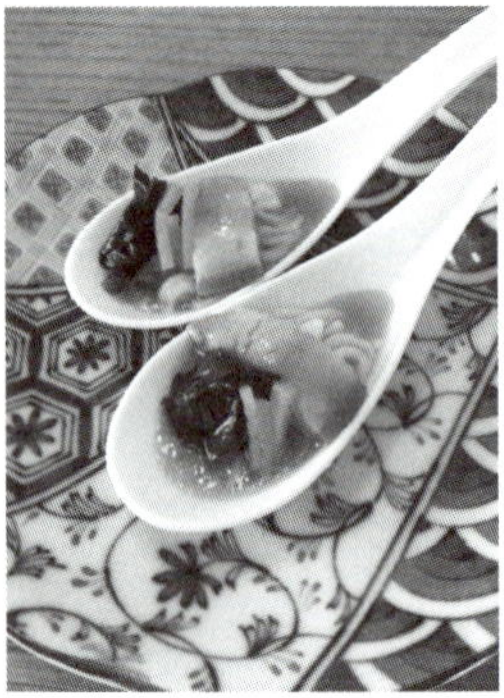

飲み込みの障害がある方の「ラーメンを食べたい」というリクエストにお応えして飲み込みやすく調理したラーメン。麺や野菜は重曹水で煮てやわらかく、スープはゲル化剤でゼリー状に。

結する病院や施設とは違って、積極的に他の事業所と連携を図っていくのも大切な業務の一つです。

1日の仕事の流れ

～ある日の1日～

6:00 起床　朝食

9:00 出勤

訪問予定の患者さんのカルテを確認し、調理指導があればレシピなどを印刷します。とり寄せた「とろみ剤」などのサンプルを確認し、パンフレットを準備。使い捨てのゴム手袋、マスク、ヘアーネットなどの衛生用品を準備します。

10:00 1件目の訪問

神経難病によって人工呼吸器、胃ろう栄養を行っている患者さんに訪問言語聴覚士と時間を合わせて訪問。嚥下リハビリの際に少量の経口摂取にトライしていただき「おいしい」との笑顔。

12:00 2件目の訪問

最近義歯が合わないことから充分な咀嚼《そしゃく》ができない方にやわらかいソフト食の調理指導。大根おろしのソースをたっぷりとかけた、ふわふわの鶏団子をご家族と調理します。ご本人は「これなら歯茎でも噛める」と。歯科治療につなぎます。

13:00 昼食

コンビニの駐車場で
持参したおにぎりを食べることも

15:00 3件目の訪問

終末期にある患者さんへの訪問。徐々に食欲が低下して食べられる食品が限られてきましたが、少量でも水分や栄養がとれる工夫や栄養補助食品を提案します。終末期の食事は、その一口が最後のワンスプーンになるかもしれないため、ご本人だけでなくご家族への心のケアも重要。

16:30 訪問から帰院

記録や必要に応じて
他職種へ報告、相談

19:00 帰宅　夕食

23:00 就寝

Q 専門性はどんなところ？

　訪問栄養指導を始めた頃、医師や介護支援専門員に「栄養士が在宅訪問してなにをするのか」と聞かれたことがありました。訪問看護師はバイタルを確認したり、褥瘡などがあれば手当をします。訪問介護士はおむつを交換したり、入浴介助をしたりと、直接なにかしらの「ケア」を行います。病院や施設の栄養士・管理栄養士は「個々の栄養量を充足する給食」を提供することで、直接患者さんや利用者さんの健康に寄与することができます。しかし、**在宅訪問管理栄養士が行うことは「食と栄養の専門性を用いて、どのように食事をとるか助言する」ことです。調理指導を行うこともありますが、患者さんに毎日食事を提供することはできません。**

　これは個人的な意見ですが、管理栄養士の専門性は大きく３つ挙げられると思います。

❶栄養アセスメント能力
❷栄養介入の引き出しの多さ
❸食品学や調理学の知識に基づく調理指導能力

まず、❶の**栄養アセスメント**とは、食事摂取内容や血液検査値、身体計測などを行い、**栄養状態を評価して問題点を明確化**することです。「血液検査」や「身体計測」のデータであればどの職種でも見ることはできますし、「基準値」をもとに重症度などを医師が判断します。しかし「食事摂取内容」については、摂取内容をなるべく正確に把握し、栄養計算を行い、エネルギー源となる主要栄養素（たんぱく質、脂質、炭水化物）の各エネルギー比率などの他、各種微量栄養素や食塩摂取量まで明らかにできるのは管理栄養士です。さらに「日本人の食事摂取基準」や「病態ガイドライン」に照らし合わせて、その摂取量の過不足を判断することができます。このアセスメント能力は管理栄養士の重要な専門性であると思います。

次に、❷の**栄養介入の引き出しの多さ**は栄養ケアにおいて特に重要です。ある患者さんが低栄養状態にあった時、管理栄養士以外の職種がまず提案することはなんだと思いますか？　多くが「市販や薬価の栄養補助食品をプラスする」というものです。しかし、管理栄養士であれば、「まずはエネルギー確保が必要」などを見きわめ「いつもの料理に揚げ物をプラスしてはどうか」「煮物を炒め煮にして油をプラスしてはどうか」「おやつの果物を高エネルギーの洋菓子にしてはどうか」など、**たくさんの「栄養**

強化の引き出し」からその方がとり入れやすい選択肢を複数提示することができます。食品の栄養学的特徴を理解しているからこそできる技術だと思います。

最後に、③の**食品学や調理学の知識に基づく調理指導能力**ですが、我々は栄養士や管理栄養士になるために、基礎としてこれらの学問を身につけます。特に管理栄養士は病態ごとの食事療法について、何度も調理実習を重ねます。**傷病者への栄養管理を専門とする管理栄養士は「臨床料理研究家」であり、食事制限があってもいかにおいしく食べやすく調理できるかを考えなければなりません。**また、単に必要な栄養素がとれればよいというものではなく、地域の郷土料理や季節ごとの食文化をとり入れながら、日本人が積み重ねてきた食の営みを大切にしていきたいものです。

「食と栄養」を多面的な側面から学んできたことが、実際の栄養指導の現場で活かされていると思います。

Q どうしたらなれる？

管理栄養士の資格があれば、訪問栄養指導を行うことができます。しかし、私の場合は妊娠・出産によって管理栄養士の実務を離れて4年が経過していたのと、在宅療養者に多い病態やその栄養管理についてはよく知らなかったので、再度学び直す目的で日本栄養士会および日本在宅栄養管理学会が実施している「在宅訪問管理栄養士」※のインターネットカレッジを受講しました。インターネットカレッジを学び始めた頃、仙台において在宅療養支援診療所の草分けである「仙台往診クリニック」の非常勤管理栄養士として雇用していただけることになりました。**診療所主催の研修会に参加し、自分から「在宅訪問管理栄養士として働いてみたい」**と川島孝一郎院長にお話ししたところ、「それなら、うちで働いてみませんか」とお誘いを受けたのです。勇気を出して一歩踏み出したことで、未来が開けた瞬間でした。よく「訪問栄養指導は待っていても依頼はこない」と先輩方がおっしゃっていますが、本当にその通りだと思います。**積極的に学び、栄養ケアに理解のある在宅医を探し飛び込むことで、管理栄養士を必要としている患者さんやご家族に出会う**ことができました。

※「在宅訪問管理栄養士」インターネットカレッジ　https://www.houeiken.jp/nintei/
在宅訪問管理栄養士の認定において受講が義務づけられているインターネット講座。ワークショップ、レポート提出、試験などを経て認定される。

Q 目指すのはどんな栄養士？ 今後の目標は？

私は現在、一般社団法人日本在宅栄養管理学会の理事であり東北ブロック長を拝命しています。女子栄養大学の先輩でもあり、学会の副理事長である中村育子先生は、尊敬し目標とする在宅訪問管理栄養士のひとりです。長年訪問栄養指導を実践しながら、在宅栄養ケアのエビデンスの構築や人材育成に奔走しておられます。私も微力ながら、在宅訪問管理栄養士の育成に携わっておりますが、今も目標とする先輩方の背中を追いかけている最中です。当学会には、ユニークで魅力あふれる在宅訪問管理栄養士がたくさん在籍しています。

私が目指す栄養士像は、「**必要とされる栄養士**」であることです。「いてもいなくても同じ」ではなく、「**いてほしい人**」に**なるためにはどうしたらいいのか**を常に考えています。以前、医療的ケア児を育てるお母さんに「もっと早く管理栄養士に会いたかった」といわれました。お役に立てたことは嬉しいことですが、そのお母さんは、もっと以前から重度心身障害児である子どもの栄養について困っていました。**必要なタイミングで適切な栄養ケアがあれば違った未来があったかもしれない**のです。このお母さんのような方が他にもたくさんいるかもしれないと思うと、**管理栄養士がなにをできるのかを社会に周知すること**はもちろん、**人材育成の重要性**を感じます。

今後の目標は、若き管理栄養士が在宅分野に興味を持てるよう、在宅訪問管理栄養士の魅力を発信し、患者さんや仲間から必要とされる在宅訪問管理栄養士をひとりでも多く育成していくことです。

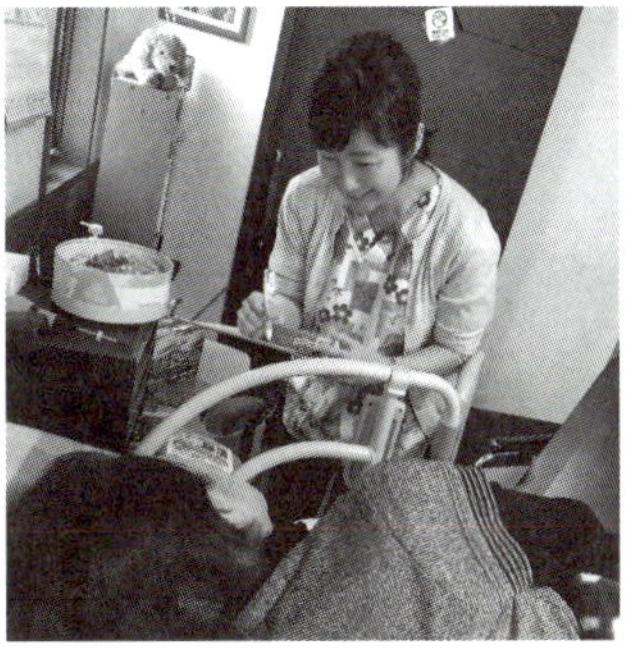

「いてほしい栄養士」になるために食でなにができるかを考えて聞きとりします。

1

嬉しかった言葉は？

初めて訪問栄養指導に訪れた患者さんは、神経難病（筋萎縮性側索硬化症：ALS）を患っていた女性でした。その方は日に日に嚥下障害が進行し、料理をミキサーにかけて食べていたのですが、誤嚥性肺炎をくり返したため、胃ろう※が必要になりました。胃ろう手術の後、「**食べられるうちは少しでも食べたい**」とおっしゃって、訪問栄養指導で嚥下食を指導することになりました。その方は病気になる前には世界を飛びまわる仕事をしていたと聞き、「**中華料理、フランス料理、イタリア料理、和食ならなにがいま一番食べたいですか？**」と尋ねると「**イタリア料理が食べたい**」とおっしゃったのです。そこで、なめらかなトマトソースの上に魚で型をとった白身魚のムースを乗せ、その上にオリーブオイルとバジルソースをまわしかけた「**イタリアン嚥下食**」を提供しました。赤と白と緑の鮮やかな料理を一目見た女性は、見たことのない満面の笑みになり、一口食べると急いで文字入力のタブレットをとり出しました。

「**いつもは（吐）いたものにあじをつけたみたいなもの。ひさしぶりにしょくじらしいものをたべた。ありがとう**」との言葉をいただきました。その言葉を見て、ミキサー食を食べることが、女性にとってどれほど辛かったのかを知るとともに、食べることは「**人の尊厳**」に関わることなのだと気づかされました。その後、女性は病状が進行し食べられなくなりましたが、「**私の食べたい気持ちに寄り添ってくれてありがとう**」とのメッセージをいただきました。このエピソードは、在宅訪問管理栄養士としての原点となっています。

※内視鏡を使っておなかに小さな「口」（胃ろう）を造り、直接胃に栄養を入れる栄養投与の方法。鼻からのチューブによる栄養投与に比べ、喉などにチューブがないため、口から食べるリハビリも行いやすい。

2

収入について一言

訪問栄養指導の報酬は、医療保険・介護保険による診療報酬および介護報酬の他、市町村が主体で行われる訪問事業での報酬などがあります。利用する制度によって報酬金額は異なりますが、要介護認定者への訪問栄養指導の正式名称は「**居宅療養管理指導**」と呼びます。要介護認定を受けていない在宅療養者のうち、厚生労働省が指定する対象疾病や状態に当てはまる場合は医療保険が適用され、「**在宅患者訪問栄養食事指導料**」を算定することができます。これらは1回約5000円の報酬で、栄養指導を最低30分以上行うこととされています。移動時間や報告・相談などの時間を入れると最低でも1時間は必要となります。しかし、調理指導を行う場合や、ご家族から栄養の質問が多くあると、2時間ほど滞在することがあります。

私の場合、出産後は常勤で勤務したことがありません。子どもの学校行事などを優先するため、非常勤のほうが働きやすいためです。夫は建設会社に勤務しており、保育園の送迎や子どもが急に病気になった時の看病などをお願いすることは難しい勤務状況でした。

常勤の場合は一般的な病院勤務の管理栄養士の報酬が基準となり、経験値や訪問栄養指導の件数によって報酬が異なると思います。ひとりで1か月100件以上訪問する敏腕訪問管理栄養士もいますが、それだけで単純に計算して月約50万円の報酬が診療所にもたらされます。訪問する場合は訪問専用車の維持費なども必要ですので、いかに効率よく訪問し、報告・相談などの連携をスムーズにできるかを考えなければなりません。在宅診療所に勤務する場合は、訪問後に診療所に戻れば直接在宅医に相談することができ、比較的連携がスムーズですが、当院のように複数の診療所から指示を受ける場合は、メール、FAX、電話、ICTを使って連携する必要があります。サービス担当者会議などのカンファレンスに参加しても医療や介護の報酬は算定できませんが、当院の場合はそういった「連携に要した時間」も勤務時間としてカウントしています。

非常勤の場合の多くは時給制で、1時間1200～2000円程度の時給で働いているケースがほとんどです。診療所と雇用契約を交わす際には、雇用条件などについて雇用主と相談する必要があります。

Q ズバリ、あなたにとって栄養士とは？

食を「制限」するのではなく「解放」する人です

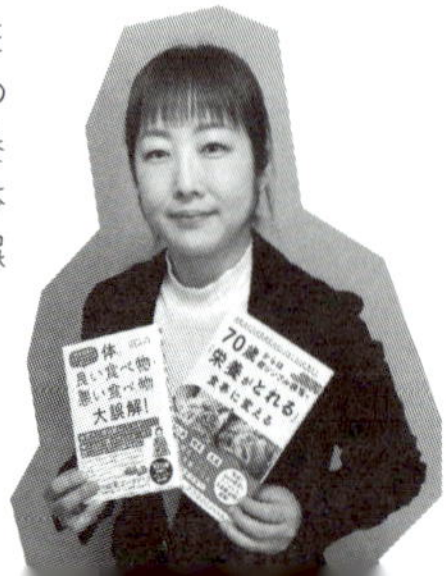

身につけた専門性を活かして執筆活動も行っています。著書の『70歳からは超シンプル調理で「栄養がとれる」食事に変える！』と『体に良い食べ物・悪い食べ物大誤解！』（ともにすばる舎）。

販売促進業務と密着した広報活動で食生活に寄与

Eat Well, Live Well.
AJINOMOTO

Chapter

6

食品企業・広報

中《なか》村《むら》理《り》乃《の》

Personal background

大学院卒業後、2016年から味の素株式会社に勤務。初任配属で食情報サイト「AJINOMOTO PARK」の運営に携わり、データを駆使したWEBメディア用の食コンテンツ制作、SNSコミュニケーションなど、オウンドメディアマーケティングの業務を長く担当。現在は、営業組織に属する広報グループで、店頭での販売促進活動に向けたレシピ開発や健康・栄養情報の監修など、食にまつわる広報業務を担当。家族の食事作りを含め、日々、食に深く関わる生活を送っています。

Q きっかけは?

私が栄養士の道へ進むきっかけとなったのは、高校生の時に発生したリーマンショックでした。アメリカの銀行破綻による世界的な金融不安が栄養士の道へと導いたと は、自身でも意外だったと感じています。それまで、将来どうなりたいかをあまり深く考えず、漠然と学校の勉強をしていた私は、「将来、就職できるのだろうか?」という大きな不安を抱き、将来について真剣に考えるようになりました。その時、**「人が健やかに生きていくうえで、〝食〟は〝暮らし〟とは切り離せない、不可欠なもの。食関連の仕事なら、私にもなにかできるかも?」**と考え、**即戦力となれるよう栄養士養成校の短期大学部に入学**しました。

そのような動機でしたが、栄養学を学ぶうちにその面白さと重要性に気がつきました。同時に、**世の中の健康や栄養に関する情報に誤りがある場合もあり、それによって不健康を招くリスクに生活者がさらされている**ことへの懸念が大きく膨らみました。しかし、当時の私の知識では、広く世の中の人々の健康につながる情報提供まではできないと感じ、栄養学をさらに学ぶため、管理栄養士養成校の大学へと編入。実習や研究室での研究、管理栄養士国家試験の勉強を通じて、深い学びと経験を経て、管理栄養士の資格を取得しました。

Q 仕事の内容・スタイルは？

現在は、食品製造業とアミノ酸事業を行っている味の素社の営業部門において、販売促進活動と密着した広報業務を担っています。弊社は、アミノ酸を使用した健康食品や、化粧品・加工品の原料などの食品以外の事業も広く手がけており、業務は多岐にわたります。その中で私は、生活者の皆様がよく目にする**家庭用の調味料やスープなどの食品を活用したレシピ・献立の開発や、情報発信に使用される健康栄養に関するコンテンツ**を作成しています。レシピ開発の際は、栄養の知識を活かすだけでなく、**購買や調理などの生活者の食行動に関するマーケティング分析の結果や、トレンド、社会環境など、あらゆる情報を考慮し、様々な要望に合わせたレシピ開発**を心がけています。

基本的にはパソコンに向かっていることが多いですが、自身で考案したレシピなどの検証や、店頭で見かけるようなレシピ、または広告などの販売促進活動に利用する料理写真の作成のため、社内で調理・撮影も行います。

現在は、出張や外勤はそれほど多くはありませんが、生活者向けの講演会や店頭イベントの開催、研修などで日本各地に出向くこともあります。味の素社はリモートワーク導入が比較的進んでおり、最近オンラインやチャットツールがますます充実してきたこともあり、現在の出社頻度は週1〜3回程度で、在宅やサテライトオフィスも活用し、フレキシブルに業務を行っています。完全フレックス制を活かし、自身の生活スタイルに合わせ、朝早めに始業し早めに終業、時には業務の間に買い物やランニングをすることもあります。

Wワークも認められており、土日祝日にパティスリーで、主に販売の業務をしています。Wワークを始めた理由は、食に関する知識を深めること、接客スキルを磨くこと、Wワークの習慣を身につけることでしたが、今では、企業内の一部門では体験することのできないお客様の**リアルな購買行動が観察できる貴重な機会**として活かしています。商

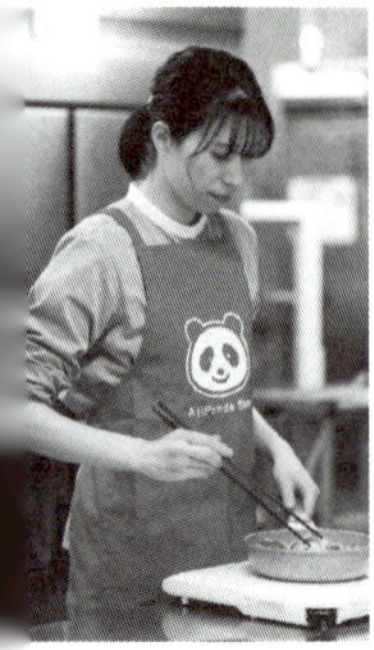

社内での調理撮影の様子。スタイリングや盛りつけ、撮影まで自分で行うことが多いですが、外部の食のプロに協力いただき、外部のスタジオに出向いて行うこともあります。

品を選ぶ時にどのように悩んで判断しているのか、商品に対するニーズなど、ミニマーケティングともいえる楽しみの一つです。

1日の仕事の流れ
～出社する日の場合～

4:20	起床　朝食
5:30	通勤（通勤中は勉強）
7:00	メールチェック、資料作成、
↓	会議、調理・撮影など
12:00	昼休憩
13:00	会議
14:00	撮影画像のレタッチ、資料作成、
↓	会議、調理・撮影など
15:00	レシピ開発など
16:00	メールチェック、返信
17:00	退社（通勤中は勉強）
18:00	ジムあるいは自己研鑽の勉強や教室
19:00	夕食　家事
21:00	勉強
23:00	就寝

出社する日は、アイデアを創出するためのブレストなど、集合型の会議に出席したり、実際に社内で調理や料理撮影を行ったりします。一方、オンライン会議や資料作成など、出社しなくても対応できる業務の場合は、在宅勤務やサテライトオフィスを活用しています。

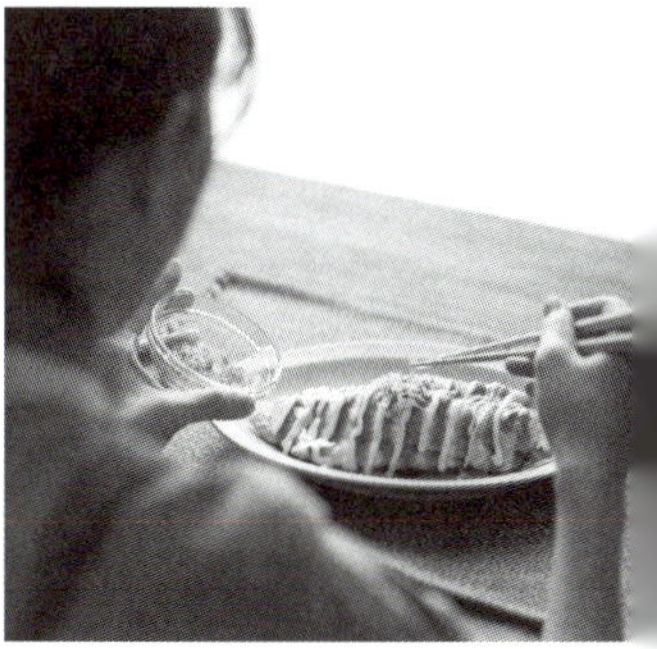

Q 専門性はどんなところ？

栄養と食のプロとして、確かな知識と具現化するスキルの両方の専門性が重要だと思います。確かな知識としては、**健康にまつわる公的基準や法律関連に基づく根拠の提示能力**、そして、**社会情勢やトレンド、購買・調理・喫食行動など、食をとり巻く生活者の実態把握**が重要です。**各栄養素の持つ働き、食材起点や栄養素・レシピの組み合わせの知識**も必要です。たとえば、「たんぱく質を効率的にとるために、ビタミンB_6とセットでとることをおすすめする場合、どんな食材で、そしてどのくらいの量が必要で、献立にするとどのような料理の組み合わせがよいのか」、そこまでを瞬時に回答できるようになっているとよいと思います。また、ターゲットに対し、どのくらいの栄養基準がよいのかだけではなく、地方自治体が発信する情報をふまえ、その地域独自の栄養課題なども考慮していく必要があります。

ただ、どんなに栄養価に優れたレシピや献立を考えても、**ターゲットのコスト、調理技術や手間、胃袋の許容範囲、トレンドと合い、「食べたい！作ってみたい！」と思ってもらえなければ、実際に作って食べていただくことはできません**。あらゆる情報をもとに検討ができる能力は重要だと思います。そして、その確かな知識に基づいて**考えたレシピを具現化する調理スキルやスタイリング・撮影の技術も必要**です。もちろん外部のフードスタイリストやカメラマンの力を借りることもありますが、自身で手がけるケースも多々あり、私自身は、**家庭料理技能検定1級を取得した際に身につけた基礎スキルと、その後に習得した撮影のための調理スキル**を駆使して、調理と撮影を行っています。

このように、食品企業においては、**あらゆる食にまつわる知識と情報を吸収し、それらを組み合わせて確かな情報を作り出し、料理や食コンテンツとして具現化していく**。その両方が栄養士の専門性として重要だと考えます。

Q 重視していることは？

私は次の2点を業務において特に重視しています。

❶ 公的基準と各種法律に基づいた正確な情報の提供

❷ 生活者視点でのレシピや献立情報の作成

❶公的基準と各種法律に基づいた正確な情報の提供

「日本食品標準成分表」や「日本人の食事摂取基準」などの公的データベースや基準は、栄養士のバイブルともいえる重要なガイドラインです。策定の背景までしっかりと理解したうえで、これらを用いて、科学的根拠に基づいた正確な情報提供を心がけています。また、**いわゆる「薬機法」[※1]や「景表法」[※2]など、生活者の健康や安全な暮らしを守るための法律**も遵守し、誤りのない、安心・安全な情報発信を徹底しています。

❷生活者視点でのレシピや献立情報の作成

どんなに栄養価に優れているレシピでも、実際に生活者に実践していただかなければ意味を成しません。調理の手間やトレンドに限らず、献立の考案から買い物、洗い物まで、調理に関するすべてを考慮して、食情報コンテンツの作成をしています。そのために、日頃から食トレンドや食にまつわるデータを確認するだけでなく、**自分自身も一生活者として、買い物や調理などの家事を行い、どのようなことを考えながら調理しているのか、なにが手間なのかといった視点**を常に持つように心がけています。

※1「健康・医療令和元年の医薬品、医療機器等の品質、有効性及び安全性の確保等に関する法律」のこと。
※2「不当景品類及び不当表示防止法」のこと。

Q やりがいは？

私の業務では、外部のプロとの協業が多くあります。たとえば、レシピを開発する際に外部の管理栄養士やフードスタイリストと一緒にレシピを検討することもあり、また、レシピ撮影の際にはフードカメラマンに撮影を依頼することもあります。そのような時に、「味の素さんとの仕事にやりがいを感じます」「一緒によいものを作りましょう」という前向きな言葉をいただくと、非常に嬉しく思います。ただこちらからお願いした通りに対応するだけではなく、依頼内容を自分のこととしてとらえ、さらに高みを目指そうとともに考えてくださる方と仕事ができることに、大変恵まれていると感じています。**他者と協力し、なにかをともに作り上げられることや、食のプロの皆様と様々な視点で話ができることは**、私にとって価値の高い経験となっています。

そしてなによりも、その結果、**お客様から「このレシピがよかった／参考になった」、「味の素さんは頼りになる」**というお声をいただくと、大きなやりがいを感じます（→関連話題100ページ）。

食品にまつわる企業では、食コンテンツの作成や発信、商品開発、研究、品質管理など、**栄養士の資格を活用できる仕事は多岐にわたります。**ただ、**業務は食や栄養に関するものだけではありません。**企業内の栄養士に最も必要なのは、**生活者の日々の暮らしを深く理解すること**だと思います。そのためには、食に関わる生活者の行動や心理に日頃から興味・関心を持ち、観察する目と、実際に自身の手を動かして得られる感性を養うことが求められます。生活に馴染み、受け入れられるものを提案できるような「生活の中の日常感」は、意外と身につけることが難しいものです。日頃から意識し、少しずつ育んでいくとよいと思います。

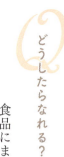

そして、大切なことは、**栄養士として「なにを成し遂げたいのか？」という目標を明確にし**、高い志を持つことだと感じています。栄養士を目指すうえで、資格を得ることは一つのゴールではありますが、実はそこが本当のゴールではありません。その先のゴールを目指すべく、「栄養士になった先でなにを成し遂げたいのか」を少しずつ見つけ出すことが大事で、私自身も模索し、探求し続けています。

Q 目指すのはどんな栄養士？　今後の目標は？

私が目指しているのは、「人も地球も健康であることが〝あたりまえ〟な世の中」の実現です。企業の管理栄養士として、多くの方を健康に導くことは使命だと感じています。しかし、**人の健康は地球の健康なしにはあり得ない**。これは、弊社のＳＤＧｓの企画立ち上げを行った際に強く認識しました。私の専門分野である食に関する観点から、**地球の健康への配慮と、人々の健康の向上との両立を実現したい**と思っています。

この実現はすぐには難しいかもしれませんが、**どんな商品を手にとっても、栄養価などを毎日気にしなくても、いつの間にか健康で、笑顔があふれる世の中**。たとえば「健康？　そんなことあたりまえでしょ」。そんな会話ができる世の中を目指したいです。それは、日本に限らず世界中で。このような世の中を実現するためには、様々なハードルややらなければならないことが山積していると思いますが、一歩ずつ地道に大きな目標に向かって進んでいきたいです。そしていつかは、**人の健康にも地球の健康にも直結する、人々があっと驚くような新たな価値を持った新しい商品の開発もしてみたいです。**

1

嬉しかった言葉は？

お客様から「**このレシピがよかった/参考になった**」、「**味の素さんは頼りになる**」というお声をいただくと、大きなやりがいを感じます。

特に印象的だったエピソードは、以前の業務でお客様からのお問い合わせを担当していた際のことです。単身の高齢男性から、「**味の素さんのレシピサイト『AJINOMOTO PARK』のレシピを作ってみたいが、家にある電子レンジのワット数が掲載されているレシピと異なるため、ワット数をどのように変換したらよいか**」というお問い合わせをいただきました。その時は電子レンジのワット数が異なる場合の加熱時間をお伝えするのみでしたが、その後も同じ方から定期的にレシピに関する質問が届くようになり、次第にその方の調理レベルとご愛用いただいている味の素社の商品がわかるようになりました。

そのため、**その方の調理スキルを考慮し、使用されている商品で作れるレシピを複数紹介するなど、パーソナライズした情報をお伝えし続けました。**その結果、多数の感謝の言葉をいただいたのみならず、味の素社のコアなファンとなり、「AJINOMOTO PARK」に何度も訪れてくださるようになりました。私が対応したことが、弊社のファンを増やすきっかけになったこと、そしてその方の食生活の向上に寄与できたことが、大変嬉しく思いました。

2
収入について一言

職種、最終学歴、そして会社の業績によって給与は変動します。私自身は、充実した生活を送るのに充分な収入を得ていると感じています。また、味の素社では自己研鑽や研修、さらには起業支援など、自身のキャリアを高める、あらゆるサポート体制が充実しており、業務で学ぶだけでなく、自己成長のための機会も提供されています。

職場環境としては、休日取得のしやすさ、完全フレックス制、その他の福利厚生も充実しており、働きやすい環境で業務ができています。

生活をするうえで給与金額は重要なポイントの一つですが、それ以上に仕事へのやりがいや、自分が成し遂げたい志にフィットする会社であるかが重要だと考えています。

3
休日なにしてる？

ジムなどで運動する他、パティスリーでWワークをしています。将来チャンスがあれば、この経験を活かし、自身の調理知識やスキルを伝える教室を開設してみたいと考えています。

基本的にインドア派で、家でのんびり過ごすことを好むタイプですが、時間を有意義に使うために自己鼓舞し、Wワークがない休日でも、15km~20km 程度のランニングなどで体力を維持・向上させたり、調理スキルと撮影技術向上のために開設したInstagram で、料理に関する投稿をしたりしています。

また、食に関する知識を深めるために、日頃から気になっていたレストランやお店を訪れたりすることも多く、最近はパン屋巡りにハマっています。

Q 栄養士のここを知ってほしい！

「栄養士」と一言でいっても、その業務は非常に幅広いです。しかし、**すべての栄養士に共通することは、誰かの健康を願っているということ**だと私は思います。私は「食のプロ」として、健康や栄養など、食について疑問や不安があった時、すぐに相談できる。そんな身近な存在でありたいと思っています。

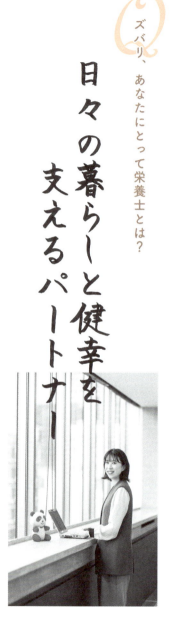

Q ズバリ、あなたにとって栄養士とは？

日々の暮らしと健幸を支えるパートナー

Chapter

7

行政栄養士

永《なが》松《まつ》美《み》優《ゆ》紀《き》

自治体の健康増進課などで住民のための多様な保健活動

Personal background

2010年大阪府立大学（現：大阪公立大学）卒業後、岡山県の学校栄養職員として小学校で勤務。翌年兵庫県三田市に入庁、健康増進課に勤務。子ども政策課と保育振興課を兼務し、2023年から3部署の係長。全国の行政管理栄養士による地域保健活動の効果的な推進に向けた調査研究班に参加するとともに三田市の保健事業の見直しを行い2023年には行政専門職の資質向上に寄与したとして職員表彰を受賞しました。夫と娘（6歳）の3人暮らし。子どもの保育園のお迎えのため、週3日ほどは16時30分に退庁していますが、仕事の繁忙期や出張の際は、夫婦で調整してお迎えを交代するなど臨機応変に対応しています。

Q きっかけは？

食べ物が好きで子どもに関わる仕事がしたかったので栄養士になりました。最初に栄養士を志したのは高校2年生の時です。家庭科の選択授業で児童養護施設の映像を視聴したのですが、その中でほとんど笑顔が見られない小学生くらいの子が映っていました。子どもはくるくる表情が変わるものだと思っていた私にとって、その姿はとても衝撃的でした。子どもたちのために自分にできることはないか？と考え、児童養護施設に関わる職種を調べてみたところ、様々な職種が関わっていることがわかりました。その中でも、もともと食べることが好きだったこと、また、**動画の中で食事中に表情がほっとゆるむ子どもたちの姿が映っていたこともあり、自分の大好きな食で子どもを笑顔にできるかもしれない！**と思い、栄養士を目指すことにしました。

このように子どもに関わる仕事がしたい！という想いがあったのと、大学生の時に栄養教育論や心理学の授業に惹かれ、栄養士として人と直接関わる仕事がしたい！できれば子どもと関わりたい！と考えた結果、栄養相談で住民と接することが多く、母子保健の現場を持つ市町村の行政栄養士か学校の栄養士を目指すことにしました。

Q 仕事の内容・スタイルは？

行政の栄養士1年目は主に母子保健と保育所給食の仕事を担当していました。

母子保健では、主に乳幼児健診と離乳食教室に関わっていました。三田市では4か月児健診、9か月児健診、1歳6か月児健診、3歳児健診の4種類の健診があり、それぞれの時期に応じて、**子どもたちが順調に発達・成長しているか？　保護者の育児不安は強くないか？**　といったことを、管理栄養士も医師や保健師、看護師、歯科衛生士、臨床心理士など様々な職種と連携しながら確認をします。管理栄養士は栄養講話と個別栄養相談を担当します。**乳幼児の相談にのる際、栄養に関する知識が必要だ**というのはもちろんですが、**乳幼児の身体的、精神的発達段階など栄養以外にも様々な知識が必要**となります。母子保健に関わり始めた頃は、**離乳食のガイドラインや離乳食本はもちろん、子育て雑誌や育児本、助産師や保育士、言語聴覚士や臨床心理士など色々な職種の方が書かれた本を読みました。**それぞれの視点から書かれた内容を組み合わせることで理解が深まり、よりひとりひとりに合った支援ができるようになったと感じています。

保育所給食の仕事では、主に認可保育所の給食の先生（栄養士や調理師）を対象とした、保育所給食部会を年6回開催しています。ほとんどの職場に共通していえることですが、**栄養士は少数職種です**。職場内での相談相手が少なかったり、情報を得ることが難しかったりします。そのような中で、**市内の保育所の給食の先生同士が顔の見える関係を作り、情報交換や市からの情報提供、国の最新のガイドラインの研修を開催したりすることで、三田市の保育所給食全体をよくしていくことを目指しています。**

三田市の保育所給食の先生は熱心な方が多く、保育所給食部会では衛生管理や献立、食育活動、食物アレルギー対応、離乳食対応など様々なことを熱心に情報交換され、年々園の給食のレベルアップが図られています。２０２２年からは、保育所給食部会に参加する園の給食室見学もとり入れました。自園以外の給食室を知る機会は少ないため、他園の見学は最新の設備や他の施設の給食運営を直に学ぶ機会となり、参加した園からは大変好評でした。これは現場の先生方の強い希望がきっかけで、園長会などで打診をして実現しました。できるだけ**現場の声に耳を傾け、今どのようなことに困っているのか、どのようなことを学びたいのかを聞き**とるようにしています。また、国が示す最新の情報をいち早く、そしてできるだけわかりやすく丁寧にお伝えするように心がけています。
2年目からは成人保健と食育推進計画の策定に携わりました。成人保健では、健診の結果、血糖値や脂質の値が少し高い住民を対象とした集団健康教育（健康料理教室や健康運動教室）や健康相談などを担当しました。LDLコレステロール値が少し高

1日の仕事の流れ

6:30	起床
7:00	朝食
	メールチェック、スケジュール確認
9:00	朝礼、決裁の確認
10:00	午後の会議の最終確認・準備
	健康教育や出前講座の資料作成
12:00	昼休憩
12:45	会議の準備
14:00	食育推進会議
16:00	会議終了
16:30	退庁（子どものお迎え）
17:30	保育所到着
18:00	帰宅
19:00	夕食
21:00	子どもの寝かしつけ
23:00	就寝

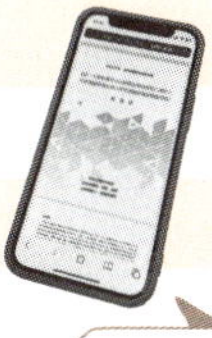

職場内でのビジネスチャット、全国の栄養士との連絡（LINE）、調べ物など、円滑に業務をこなすための必需品。

子どものお迎えがある日を記載しましたが、夫にお迎えをお願いできる日はもう少し遅くまで仕事をしていることもあり、子どもに会えずさびしい気持ちになることもあります。食育推進会議は、食育に係る施策について、関係団体などと連携して総合的かつ効果的に推進を図ることを目的とした会議体で、食育に関係する有識者や関係団体、市民、行政職員で構成されています。

く、腹囲が健診で引っかかった住民が健康教育に参加された時です。「間食もあんまりしないのになぜか体重が落ちないのよね〜」とお話しされる方のご自宅に訪問してみると、ひとり暮らしのご家庭にナッツの大きなボトルが置いてあったり、20㎝角の型で焼いたカステラを「昨日焼いたんだけど食べる〜？」と声をかけてくださったり、普段の相談だけでは見えない姿もありました。

出前講座として、市内の様々な団体から依頼を受けて講話を行うこともあります。住民は食への意識が高い方が多く、質疑応答ではあらゆる質問が飛び交います。私がまだ仕事を始めたばかりの頃、バランスのよい食事について講話をしたところ、「イヌイットの人は野菜をほとんど食べず生の魚を食べ、そんなにバランスのよい食事をしていると思えないが元気に暮らしている。本当にバランスのよい食事なんて必要なのか？」と聞かれたことがありました。今ならどんなご質問でもある程度慌てずお話しすることができるのですが、当時の私は少し慌ててしまい、同行した先輩保健師に助け船を出していただいたこともありました。私が所属する市では、正規職員の栄養士は2名しか配置がないため、栄養士だけでなく保健師や、地域で活動される栄養士、近隣市町の栄養士などたくさんの方に助けていただきながら仕事をしています。

さて、話は戻りますが、食育推進計画の策定では、食育の推進に関係する、有識者や関係団体、市民で構成する食育推進会議という会議体で議論を進めていきます。**食に関する市民アンケート調査の結果から、市民の食生活や食農文化に対する傾向を分析し、課題をまとめたうえで、今後どのように食育を推進していくかを考えていきます。**入庁してから10年間は主に野菜摂取量の増加を中心にとり組みました。市内の小売店に電話をかけて、「一緒に野菜摂取のPRをさせてもらえませんか?」と頼んだり、高校に「高校生に向けて食育の講座をさせてもらえませんか?」とお願いしたりしました。高校での食育講座は、当時の食育推進会議の委員の方からのご紹介で始まり10年近く続いています。2022年度に食育推進計画の方針を見直し、2023年4月からは第2次三田市食育推進計画が始まりました。そこで、新たに位置づけられた災害時の健康を支える食育をテーマに、備蓄シールラリーを作って市内のイベントで実施したり、食育シンポジウムを開催したりしました。

栄養業務以外にも、市役所の一員としての仕事も多く、市が実施する健診への問い合わせの対応や、健康アプリの

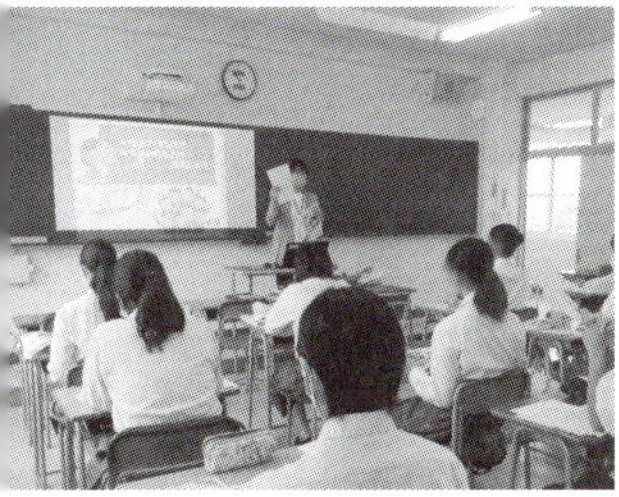
高校生への食育授業。高校に限らず、食や健康に関する出前講座として地域に出向くこともままあります。

導入、歯科保健業務なども担当していて、最近では栄養関連の現場に出務することは減り、様々な調整業務を担うことが増えました。

また、2022年には、兵庫県の行政管理栄養士の方から**全国の行政栄養士で構成される研究班にお声がけいただき、新たな栄養課題に対応した栄養政策の企画・立案に必要なスキルについての提言や、行政栄養士の人材育成体制についての現状調査を**行い、人材育成体制構築に必要な要素への提言に携わりました。研究班への参加をきっかけに、若手の保健専門職の現任教育を兼ねて**三田市の保健事業における課題と健康課題を整理し、保健事業の見直し**を行いました。

これが行政専門職の資質向上に向けたとり組みとして評価され、市長より職員表彰をいただきました。また、これまでは県下の市町村に勤務する行政栄養士とのつながりがほとんどでしたが、本研究班では厚生労働省や全国の都道府県、市町村の栄養士や学術機関の先生方と出会うことができ、幅広い視点やとり組みを知ることができました。それまでは目の前の地域をよくするための〝横の視点〟で仕事にとり組んできましたが、研究班に携わったことがきっかけで、国がこれまでとり組んできた栄養政策と新たに直面している栄養課題、それに対する今後の栄養政策についていった〝縦の視点〟も意識するようになりました。

Q 専門性はどんなところ?

行政栄養士は栄養士である以前に公務員です。私たち行政栄養士は、**すべての住民の健康や福祉に貢献し、地域をよくするための栄養政策を進めています。**栄養士が活躍する場は様々ですが、行政栄養士は栄養という分野を深く極めるスペシャリストであると同時に、周辺分野や、時には一見栄養とは関係のない分野への知見を広げ、視野が広く視座が高い**ジェネラリストである必要がある**と考えています。

Q 重視していることは?

仕事で関わる方々とコミュニケーションをとることを意識しています。特に**栄養士は少数職種のため、栄養士だけでなにかにとり組むことは困難であり、多くの人の助けを借りる必要があります。**そのため、普段から自分たちがどのような想いでどのようなことにとり組んでいるのかを伝えるようにしています。また、固い話以外にも、日常の些細なことも話し、チーム全体の雰囲気がよくなることを意識しています。また、住民への対応でも、職場内外での対応でも同様ですが、しっかりと自分の考えは発信しつつ、相手が抱える背景に想いを寄せ、できるだけ一方的に押しつけることがないように気をつけています。

Q どうしたらなれる？

行政の栄養士は公務員なので、行政栄養士を目指す場合は、公務員試験を受ける必要があります。公務員試験も現在では自治体により様々で、公務員試験独特の教養試験と専門試験を実施する自治体もあれば、一般企業が実施するＳＰＩと専門試験を組み合わせる自治体もありますので、気になる自治体の試験制度を調べてみてくださいね。また、行政栄養士は、栄養士の仕事以外の行政サービスに関する業務にも多く従事します。栄養だけにとどまらず、広く誰かのために役に立ちたい！という想いがある人が向いていると思います。平たくいえばちょっとお人好しと呼ばれるような人や、困っている人がいたら思わず声をかけてしまうようなお世話好きな人も向いているかもしれません。

また、国、都道府県、保健所設置市、市町村によっても仕事の内容や役割が違ってきます。**日本全体をよくしていきたい想いがあれば国家公務員の栄養士**がよいかもしれません。**広域的な支援はしたいがある地域に貢献したい、個よりも集団や組織、市町村への支援を行いたい、またはより専門的な支援を行いたいということであれば都道府県。**地域をよくすることはもちろん、**住民と直接触れ合ってひとりひとりへの支援にもとり組みたい！ということであれば市町村**がよいかもしれません。

行政栄養士にも色々あり、それぞれの面白さがあると思います。特に市町村は対人サービスが多いため、たくさんの人と触れ合い、人前で話す機会も多いため、人との触れ合いが好きな人や人前で話すことに苦手意識がない人が向いていると思います。一方で、公務員という職業柄、業務の成果が給与に直結しにくいかもしれません。ですが、**個を対象とする栄養支援に加え、地域全体を対象とした栄養施策を実施できる**のは行政栄養士の特徴だと思います。

Q 目指すのはどんな栄養士？　今後の目標は？

生きていくうえで必須となる〝栄養〟という営みを通じて、よりよい社会への貢献ができれば嬉しく思います。

私は人と話すことやなにかを読むことは好きですが、難しい文章や話はどうも苦手でした。また、誤解を招くような言動をした苦い経験もしてきたので、できるだけ相手に伝わる話し方を考えてきました。そのおかげか、**少し固い文章（国の通知文やガイドラインなど）を、できるだけわかりやすく言語化することにほんの少しだけ長けてきた**ように思います。

最近ではありがたいことに、全国の栄養士の方とお話しする機会が増えました。そこで出会った情熱を持った栄養士の皆さんの想いや先進的なとり組みを、自身の地域をはじめ、手の届く限り多くの人に伝えていきたいと考えています。国、都道府県、市町村、食に関係する団体や施設、住民を有機的につなぐ架け橋のような存在になれるとよいなと思います。

1 収入について一言

三田市における一人当たりの給与費（= 普通会計決算における給与費 / 職員数）は692万 9,000円です（出典：令和４年度 三田市給与定員管理の公表)。これは全職員の平均値であるため、実際は経験年数や残業の有無、役職などによりかなり幅があります。私は保育所のお迎えのために早く帰宅している日もあるため、その分の給与減額があったりもします。

夜遅くまで残る日が続くことがあったり、時には休日出勤もありますが、子育て中の職員も多く、子どものお迎えのために早く帰らせてもらったり、子どもの急な体調不良による休みへの理解もある職場で大変ありがたく思っています。

2 休日なにしてる？

もともと食べることが好きなので、栄養に限らず食に関する情報はついつい見てしまいます。夫が食に関連する仕事をしていることもあり、お互いに食についての情報交換を行ったりしています。

他にも、研修会に参加することもありますし、旅行に行く時でも、地元のローカルスーパーについつい寄ってしまいます。スーパーの食料品コーナーは地域の食文化が垣間見えて楽しいですよ。

3 あこがれた栄養士、素敵だなと思う仲間は？

自分の職場の枠を超えて、栄養士として奔走されている全国の行政栄養士の先輩方です。**どうすればより多くの人が健康になれるのか**ということを本気で考え、信念を持って栄養士として活動される姿はとてもまぶしく尊敬しています。

栄養士のここを知ってほしい！

栄養士は皆さんの心と体と社会的な健康を支えるお手伝いをする人であり、あれはダメ！これはダメ！と食べ方にダメ出しをする人ではありません。皆さんの生活や想いに寄り添った支援ができるよう、日々私たち栄養士は研鑽を積んでいます。足りないところもあるかもしれませんが、皆さんの健康を心から願い、寄り添う存在でありたいと思っています。

ズバリ、あなたにとって栄養士とは？

食という人の営みを通じて社会をよりよくする人

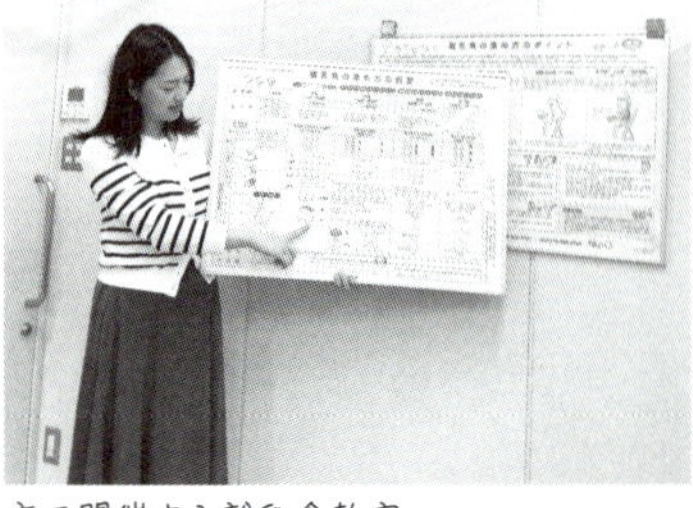
市で開催する離乳食教室。

国民健康・栄養調査の集計業務を担い、
食事や食行動を評価する研究を

Chapter

8

栄養学研究

松《まつ》本《もと》麻《ま》衣《い》

Personal background

神奈川県生まれ。お茶の水女子大学大学院修了。博士（栄養学）。大学助手を経て、2018年より国立研究開発法人医薬基盤・健康・栄養研究所国立健康・栄養研究所に勤務し、2023年から国民健康・栄養調査研究室の室長を務めています。趣味は野球観戦。幼児期から大の巨人ファン。退職後は、シーズンシートでビール片手に毎日野球観戦することが理想!!　今はそれまでに向けて、愛犬とまったりしながらTVで野球観戦をするのが癒しの時間。

きっかけは？

高校生の頃から、食や栄養に興味があり、当時の高校の家庭科の先生に「食や栄養を学べる学部がある大学もあるよ」と教えてもらったことが最初のきっかけです。ただ、当時進学を決めたお茶の水女子大学では、栄養士免許を取得することはできませんでした。私が大学3年生の時に、お茶の水女子大学でも栄養士免許が取得できるようになりました。私は、栄養に関する情報を人々に伝えることができる栄養士の仕事にもともと興味があったので、やっぱり栄養士になりたい!!と思って、もう一度大学に行こう!!と思い、再受験・再入学しました。

仕事の内容・スタイルは？

現在、国立研究開発法人医薬基盤・健康・栄養研究所国立健康・栄養研究所栄養疫学・食育研究部国民健康・栄養調査研究室に在籍しており、**法定業務（法律で定められている業務）**としての「**国民健康・栄養調査**」の**集計業務**を主軸としながら、「**国民健**

康・**栄養調査**」などのデータを利用し、日本人の食生活の現状や課題を明らかにする**研究**をしています。また、**日本人の栄養素の基準値**が定められている「**日本人の食事摂取基準**」の**改定**(5年に1回)のために、不足しているエビデンス(根拠)を構築するための**研究**もしています。これらの業務や研究は、国立研究開発法人である研究所の一員として重要な仕事です。それ以外にも、これまでずっと続けてきた研究として、**日本人の食事や食行動に関連する要因を探る研究**をしています。たとえば、最近では、読者の皆様も毎日利用されている方が多いソーシャルメディアやソーシャルネットワーキングサービス(SNS)が食事や食行動に関連するかを検討しています。その他にも、様々なライフステージを対象とした研究を実施しています。

研究以外には、副業として、大学や大学院の非常勤講師をしたり、国家試験対策問題集への執筆や監修をしたりして、栄養士を目指す方のためのアシストを少しでもできるような仕事をしたり、病院の治験審査委員会の委員をしたりしています。

国民健康・栄養調査は、栄養摂取状況調査(食事調査)、身体状況調査、生活習慣調査の3つの調査から成り立っています。**栄養摂取状況調査は1日分の食べた物・飲んだ物をすべて記録してもらう食事記録法を用いて実施**しています。対象となる方に、保健所の栄養士さんが記録のとり方を説明し、対象者の方の記録が終わった後に、再度ご自宅にお伺いし、記録の抜けがないか、おかしな値がないかなどを確認します。その後、都道府県の栄養士さんが確認し、研究所に記録が送られてきます。送られてきた食事記録の内容は、研究所のメンバーでもう一度、おかしな値や調味料などの抜けがないかなどの確認作業を行います。この業務は栄養士ならではの作業であり、**「この料理を作成する際には、この調味料使うはずだよね？」**や**「この料理全体からの食塩摂取量◯gになるけど、この年齢の子でこの食塩量を含んだ料理は食べないんじゃないか？」**など、調理実習や実験、献立作成などを学んできた栄養士スキルを活かして確認し、再度、保健所の栄養士さんに確認してもらいます。

私たちの研究は、**基本的に食事を測る研究がほとんど**です。そのため、前述の確認

1日の仕事の流れ
～研究所で過ごす日の場合～

7:00	起床
8:00	ニュースを見たりメールチェック
10:00	出勤
10:10	メールをすべて確認し、返信
11:00	打ち合わせ
12:00	昼食
13:00	会議
17:00	研究
21:00	退勤　夕食
1:00	就寝

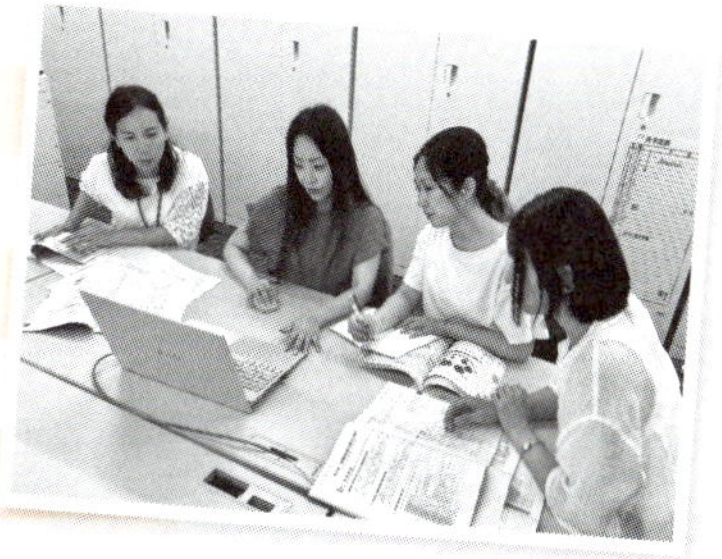
国民健康・栄養調査研究室は現在4人のチーム。左から2人目が私です。3人が管理栄養士。

出勤したらまず、10分ぐらいで、当日、対応が必要なことがあるかを室のメンバーに確認します。だいたい午後に1つか2つの会議が入っています。会議がない時は研究をしています。研究実施にあたっては研究所内外において綿密な計画・すり合わせが必要なので、どうしても会議は多くなります。また、研究以外の実務・雑務もあるため、じっくりと研究に確保できる時間がたっぷりあるとは、意外といえない状況です。

作業は、国民健康・栄養調査に限らず、他の調査（今は、乳幼児、妊産婦、若年成人、高齢者など、幅広く調査を実施している研究を同時並行しています）でも同じであるため、私の研究室では、前述のような会話が毎日飛び交っています。

また、研究によっては、**対象者の方に実験前の何日間か同じエネルギー、たんぱく質、脂質などが含まれた食事（規定食）を摂取してもらい、実験食の効果を見る研究**がありますこの時、規定食の献立を立てる時はもちろんのこと、**対象者の方がアレルギーで食べられない食品があることが急遽わかった時などに、献立をさくっとアレルギー対応に変更する作業などは栄養士の見せ場**です。規定食の栄養素含有量がそろっていないと、実験の結果を解釈することができなくなり、実験は失敗に終わってしまうと同時に、そこの段階にくるまで、質問票に回答したり、血液検査をしたり、身体活動を測定する時間などを捻出して参加してくださった対象者の方にも失礼になってしまいます。それを防げるのは一つの重要な役目です。

Q 重視していることは？

常に**「なんでだろう？」「どうしてだろう？」と疑問を持つ**ようにしています。たとえば、論文を読む時には、「どうしてこの調査方法を用いたのだろう？」、「この結果が応用できることはなんだろう？」などです。なぜ？　どうして？　の思想を持っていると、こんな可能性があるかも？　などの創造につながっていき、次にこんな研究をすればいいのではないか、という新たなアイデアが思い浮かぶからです。

実は、これは、、日常生活でもいえることです。たとえば、**「インスタでこんなものがよく上がってくるなー。最近、なんでこれが流行っているのだろう？」**とか、**「どれぐらいの人がこの情報を見ているんだろう？　見た人はどんな風に思うんだろう？」**とかです。食事や栄養をテーマにした研究をしているこの分野ならではかもしれませんが、食事は生活の一部であり、食事をしない人はほとんどいません。だからこそ、**多くの要因が食事には影響してくる可能性がある**ので、アンテナを張っておくことは重要かもしれません。実際、食事調査をしていても、その年の流行の食品は高頻度で登場するので、栄養素を算出する際にも結果を解釈する際にも重要となります。

Q どうしたらなれる？

いま現在、私が身を置いている研究という分野は、栄養士という職で考えると、わりと端っこのほうかもしれません。確実に花形ではありません(笑)。そんな研究職には、研究所だけでなく、**大学や企業などにも働く場があります。大学では、研究だけでなく未来の栄養の世界を担ってくれる人への教育も重要な仕事**となってきます。一方で、**企業では、その企業の理念を基本として研究活動**をしています。それぞれ、置かれている立場は少し違いますが、常に、「なんでだろう？」「どうしてだろう？」と疑問を持てる姿勢を持っていて、やってみたい!!と思える前向き人間（若い時はアクセルばかり踏んでいるぐらいがちょうどいいかもです）の方には、研究という分野はぴったりだと思います。端っこ職業ですが、少し念頭に置いておいてもらえると嬉しいです。

Q 目指すのはどんな栄養士？ 今後の目標は？

私の研究の原点は、「**身近な事象に目を向けて科学的に検証していきたい**」です。たとえば、栄養指導でよく用いられるエネルギー抑制の方法や減塩方法が実際にどれくらいの効果をもたらすかを科学的に明らかにすることができれば、現場の栄養士の皆さんが根拠をもとに対象となる方に説明できることで、対象者の方にとってもより納得できる指導へとつながる可能性があります。そのためには、日本人は、どんな食品からエネルギーを多くとってしまう傾向があるのだろう？ とか、日本人が減塩を目指すためにはどの食品をターゲットにするべきなんだろう？ など、土台となる研究が、まずは必要になってきます。

また、いま現在研究しているソーシャルメディアやSNSなどが食事や食行動にどのように影響するかなどは、まさにデジタル化が進んでいる現代において、身近な事象であるとともに、重要な検討事項であると思っています。

研究と聞くと近寄りがたいイメージがある人もいると思います。ただ、**普段の食事の傾向などを評価したり、それらから見つかった健康に影響する要因を生活の中でど**

のように改善していくべきかを検証することは、実はすごく身近なことから始まるかもしれません。

私が若い時に一番初めに仲間たちだけで実施した研究は、仲間のひとりに子どもが生まれて、離乳食が始まった時に、「家の食事で芋類を使った料理が出てくる頻度が高くなった気がする」の一言から始まった研究です。その時は、子どもを持つ女性と同年代の子どもを持たない女性を対象に、食事摂取量を評価しました。結果として、芋類の摂取量に違いはなく、仲間の家庭だけ、その時期に芋が送られてきてた……というオチがあとでわかったのですが……。ただ、この研究は、本当に**身近なギモンは科学になる**と、改めて私が再認識できた瞬間でした。

今後も、「身近な事象を科学的に明らかにする」というマインドを持ち続けて、研究を続けていきたいと思っています。

Q 栄養士という資格について思うこと

この本を読んでいて、多くの方がきっと感じたことと思いますが、栄養士はすごく幅が広い職業(色々な分野で活躍している)です。

こんなに**幅広い栄養士だからこそ、自分に合った職業を、学生時代を通して見つけられる可能性があるラッキーな資格**と私は思っています。私自身も、栄養士になりたい！と思い始めていた時は漠然としており、研究の道に進むと思っていませんでした。病院の栄養士さんか、食育をできる環境の栄養士さんか……と思っていた私が、研究の分野にいるぐらいですから、**4年間で色々なことを考えることができて、興味がある分野を見つけられる可能性がある**のは最大の魅力かもしれません。

ぜひ、皆さんにも、自分がやりたい！と思えるような分野を、学生生活を通して見つけてほしいなと思います。

1

収入について一言

研究職の収入は、最初は厳しいな……という印象を受ける方が多いかもしれません。多くの同級生が大学を卒業後働き出した時は、自分は大学院で研究生活なので、友達がリッチに見えて、ちょっとうらやましくなることもあるかもしれません。そして、最初の若い時は、お給料がすごくよいとはいえないので、少し厳しい状況ではあるかもしれません。

ただ、**研究に没頭できるような環境は、研究のことだけを考えていられる時間があるということでとってもありがたい**、お金には代えられない部分でもあります。そして、収入以上に、ありがたいのは、**研究をして、その成果を学会で発表することで、若いうちから、色々な土地に行ける**ことです。学会は発表することもメインですが、全国で研究をしている方、世界中の研究者とディスカッションができますし、夜はその土地のお料理をいただいたりして、楽しむ時間もあります。実は、この夜の食事、私は、なるべく、その土地のお料理をいただくようにしているのですが、これは全国の食事調査の確認作業をする際に、とっても役に立ちます。つまり、立派なお勉強の一環です（笑）!!

また、この若い時期を過ぎると、平均程度以上はお給料をいただけるありがたい職でもあります。

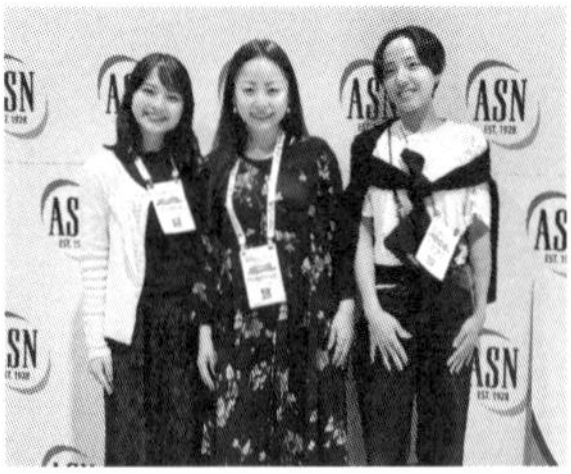

アメリカでNutrition 2024に参加。学会ではその土地のお料理をいただきます。

2 あこがれた栄養士、素敵だなと思う仲間は？

私は本当に仲間に恵まれていると常々思います。研究はひとりではけっしてできません。私がこれまで研究の道を歩んでこられたのも、栄養士を含めた研究の仲間がいたからです。

若い時には、栄養疫学を勉強したいという思いを持った仲間たちと有志の勉強会※を結成し、研鑽した日々があります。この勉強会は、今は名誉教授ですが、当時は教授でバリバリご活躍されていた（今もご活躍されているのですが！）東京大学の佐々木敏先生が、全国の有志を集めたら、ボランティアで教えてくださるとのことで、事務局を作り、最初は試行錯誤しながら運営していったものです。

ただ、本当にこの期間は重要で、この時の事務局メンバーは、いま現在も研究仲間や相談仲間として、私にとって公私ともに本当に大事な存在です。また、この勉強会は後輩が事務局をどんどんつないでくれて、10年以上も実施されており、その後輩たちも今では大事な研究仲間です。

研究を計画し始めた時に、仲間たちに「こんな研究が始まるんだけど……」と連絡をすると、詳しく伝えていないうちから「興味あります!」「私もやってみたい!」と賛同してくれました。そんな仲間は本当に素敵だし、私もそのモチベーションで居続けることができる理由の一つです。

佐々木敏先生と東京栄養疫学勉強会を一緒に立ち上げたメンバーと。10年経っても公私にわたり相談できる仲間です。

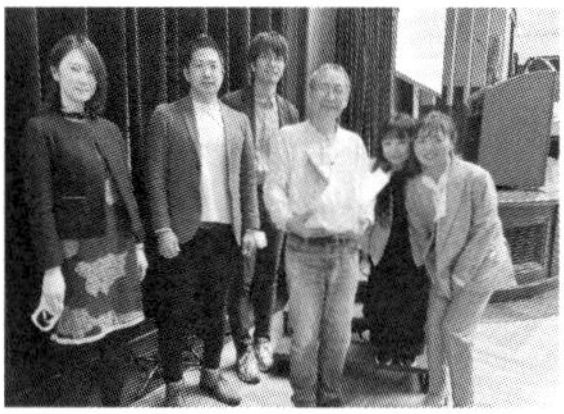

※東京栄養疫学勉強会
https://sites.google.com/site/nutrepistudygroup/

Q ズバリ、あなたにとって栄養士とは？

挑戦へのパスポート

「栄養士だからできる」ことはあるけど、それができるようになるかは自分次第です。

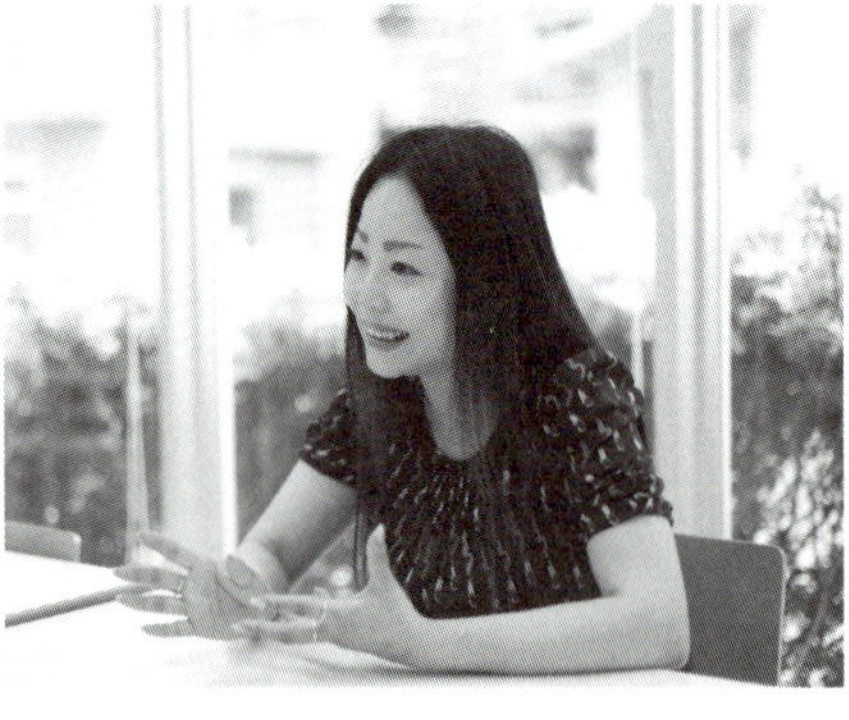

アスリートに必要な栄養補給を
様々な環境下・方法でサポート

Chapter

9

スポーツ栄養

澤《さわ》野《の》千《ち》春《はる》

Personal background

島根県出身。女子栄養大学卒業後、給食受託会社に入社し、1日4000食を提供する企業の社員食堂で数年勤務し、2012年よりワコール女子陸上競技部専属栄養士。2012年ロンドン、2016年リオ、2020年東京と3回のオリンピックで日本代表陸上選手のサポートを行いました。より専門性を高めるために2019年に公認スポーツ栄養士を取得。所属チームの栄養管理スタッフは私1名ですが、監督、コーチ、マネージャー、トレーナーと連携し選手にとって最適な栄養サポートを行えるよう日々努力しています。家族は夫、子どもと3人暮らし。多くの人にサポートしてもらいながら育児と仕事に励んでいます。

Q きっかけは？

栄養士になりたいと考えたのは、**中学3年生の時にダイエットに失敗したから**です。私は当時陸上部に所属していました。短距離種目（100ｍ）を専門としており、速く走るためにはどうしたらよいかと部活のことばかり考えて生活していました。

私は小さい頃から食べることが大好きで、ぽっちゃりしている体型だったので、100ｍ走でよりよい成績を残すためには、減量をすることが大切ではないかと考え、「中学3年で必ず自己記録を更新しよう！」という目標を立て、中学2年の冬から減量を始めました。近くにスポーツ栄養の専門家がおらず、スマホもない時代だったのでファッション誌のダイエット記事を参考に、お菓子や甘い飲み物を避け、食事の量を以前の半分くらいにし、自主練習を増やしました。3か月ほど続けたところで月経が止まるなど体の異変を感じましたが、体重が落ちていなかったので、もっと努力が必要だと考え、さらに食事量を減らしました。毎日空腹で辛かったのですがなんとか耐え、3年生になった4月には友人から「痩せたね」といわれるくらいになりました。

ところが、**体重は減りましたが、月経は止まったまま、なんとなく体調もよくな**

い、そして練習に力が入りにくい症状が出たので治療院を受診することに。**長期にわたる減量で体を動かす栄養が足りないことが原因**とわかりました。そこから食事量を増やし、練習での調子を少しずつとり戻してはいきましたが、思うように記録は更新できず、一番の目標にしていた県大会の前日に大きなけがをしてしまいました。痛くて歩くこともできず、スタートラインに立つことすらできない……それまで**努力だと信じてきた減量は大きな間違いだった**、早くに減量の方法を修正できていれば……と悲しく、後悔するばかりでした。

その経験があり、将来は食や栄養に関する仕事をしたいと考えるようになりました。高校に進学してもけがの影響で思うように走れず、大好きだった陸上競技が嫌いになりかけていた頃、友人からバスケットボール部にスポーツトレーナーが指導にきている話を聞きました。体の使い方やけがの予防、栄養補給などを教えている様子を見て、**スポーツ選手の体を支える仕事がある**ことを知りました。スポーツ栄養を学べば、私のように誤った努力で悲しい結果になったり、体調をくずしたりする人の力になれるのではないかと考えて大学へ進学し、スポーツ栄養士を目指しました。

Q 仕事の内容・スタイルは？

私の仕事を一言でいうと**選手を速く走れるようにすることです**。現在、私は実業団チームであるワコール女子陸上競技部専属の栄養士をしています。チームには1500mから1万m、フルマラソンなどの長距離種目を専門とする選手がいます。

選手は日々トレーニングを行うために1日に必要なエネルギー量がスポーツをしない人よりも増加します。運動量の増加に伴いたんぱく質や糖質、ビタミンなど栄養素の必要量も多くなるため、食べる量を増やさなければなりませんが、食べられる量には限界があります。また、1日の中で運動をしている時間が長くなると、食事を食べる時間がない、消化吸収できる時間が少ないなどの場合もあります。その中で日々必要なエネルギーや栄養素を摂取するためにどうするのか計画を立てます。**食事の回数、栄養素のバランス、補食やサプリメントを利用するのか、どんなタイミングで摂取するかなどを個別に検討し選手に提案**しています。

たとえば、フルマラソンは42・195kmを2時間半で走ると女子選手の場合でも競技中に2000kcal以上消費します。**そのエネルギーをすべて走りながら補給すること**

はできないので、スタートラインに立つ前までに摂取しておくエネルギーと、レース中に補給するエネルギーを計算し、走っている時にエネルギー切れや脱水症状などのトラブルがないように戦略を立てます。選手がフルマラソンを走りながらスペシャルドリンクをとる映像をテレビなどで見たことはありませんか？　そのドリンクの中身になにを入れるか、何キロカロリーにするか、当日の天気や気温も考慮しながら糖質やミネラルの必要量を考え、準備することも私の仕事です。さらに一番注意しているのは、スペシャルドリンクを確実にとってもらうことです。選手のボトルがどこに置いてあるか一目でわかるよう、選手ごとに好きなマークや名前のアルファベットをつけたり、走りながらとりやすいように針金を付けたり、握りやすい太さのボトルにしたり試行錯誤しています。

他にも、選手は国内外問わず様々な競技会に出場したりトレーニング合宿を行ったりします。国内での遠征では宿泊するホテルの食事担当者と打ち合わせを行い、選手

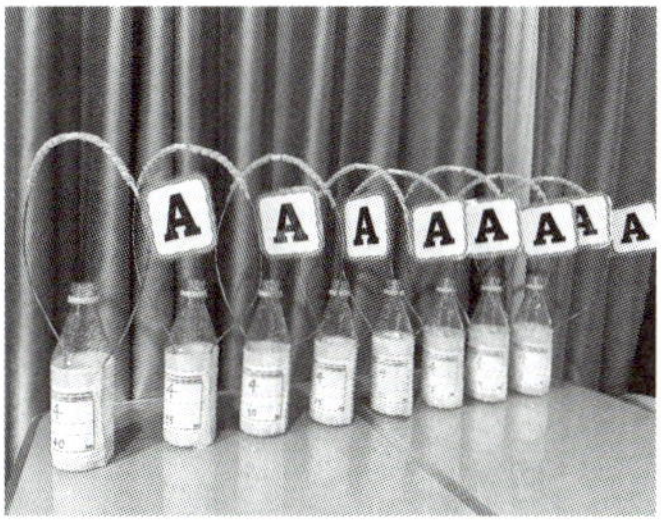

フルマラソンでのスペシャルドリンク。
5kmごとに中身を考えて用意。

に提供する食事の調整を行います。「主菜の魚や肉の量を◯グラムにしてほしい」「野菜や果物をメニューに入れてほしい」「飲み物は牛乳を選べるようにしてほしい」など選手に合わせて依頼します。事前に打ち合わせを行ったら実際にその食事が提供されているのか、合宿に帯同した時にチェック……選手と一緒に食事をしてリクエストがさらにあればホテル側に伝えます。私が帯同しない場合は食事の写真を送ってもらい、リアルタイムで「卵をもう一つとるといいよ」などのやりとりをします。ホテルで食事の提供がない場合は近辺で食事をする場所を探して伝えます。

このように、**選手がいつでもどこでも必要な栄養補給ができるよう、環境を整えるサポート**をしています。

Q 専門性はどんなところ？

「選手の栄養サポート」とは、栄養についての知識を指導する、選手のために食事メニューを作る、だけではありません。**選手が競技上の目的に向けて食事の目標を立て、それが必ず達成できるよう期間と計画を立てることが大切**です。そのためには競技の

特性や対象となる選手の身体状況や食習慣を深く理解しておくことや、選手に関わる他のスタッフとも連携をとる必要があります。選手に関わるスタッフは、トレーニング計画を立てる監督やコーチ、選手の体をマッサージしてコンディションを整えるトレーナー、けがや体調不良を診察・治療するドクター、緊張やプレッシャーを感じる時に心を整えるメンタルトレーナーなど多くいますので、**時には医科学的な知識も必要**になります。選手の強化やけがからの復帰のためにチームスタッフ皆でミーティングを行いますが、その際にも栄養士として**体作りのために食事の内容を提案し、体脂肪の減量や筋肉量を増やすための意見を伝えます。**

他にも選手は精神的、肉体的に様々なストレスを日々受けているので、いつも健康でいることが難しい場合があります。たとえば、1日に消費するエネルギー量に比べて、1日に摂取するエネルギー量が少ないと、体はエネルギー不足になっています。そのような状態が長く続くと、体重や筋肉量の減少だけでなく、免疫機能の低下や代謝機能の異常、女性の場合は月経が止まる、貧血、骨粗しょう症のリスクも上がります。だからといってむやみに大量の食事をとると体脂肪が増えてしまい、パフォーマンスに悪影響が出る場合もあるので、**パフォーマンス向上と、健康な体を維持するこ**

とを両立するため、色々な側面から解決策を考えることが必要です。

選手がけがや病気でトレーニングができなくなり体脂肪が増えてしまった場合どんな食事をするのがいいと思いますか？　ある選手は故障中に体脂肪量が増えてしまいましたが、5か月後の試合でベストパフォーマンスを出したいという目標を立てました。目標達成のためには強化トレーニングと減量を一緒に行う必要がありました。

減量を行うと貧血や故障のリスクが高くなるので、定期的に血液検査を行い、貧血に近づいていないことを確認しながら摂取エネルギー量を減らす――体重は減らすけれど、筋肉量は落ちないようたんぱく質の摂取量を増やし、1日数回に分けて摂取するようタイミングを検討しました。併せてけがの予防のために選手の疲労度を体温や心拍数などからモニタリングを続け、コーチやトレーナーと連携し過剰なエネルギー不足になっていないか確認しながら慎重にサポートを行い、結果として、目標としていた試合までに体脂肪量が減り、ベストのタイムに近い記録で走ることができました。

しっかりと計画をマネジメントし、結果につなげることでスポーツ栄養士の専門性が活かされると思っています。

1日の仕事の流れ

～合宿帯同中の場合～
（3食食事を栄養士が提供する時）

5:30	起床
5:45	朝食調理
7:30	朝食提供・片付け
9:00	買い出し
11:00	昼食調理
12:30	昼食提供・片付け
13:00	休憩
14:00	事務作業、スタッフミーティング
16:30	夕食調理
18:30	夕食提供・片付け
19:30	片付け、翌日仕込み
22:30	就寝

～合宿帯同以外の場合～
（京都にある本社に出勤：選手も勤務日）

6:30	起床
7:00	朝食（自宅）
9:00	出勤 献立作成・打ち合わせなど事務作業
12:00	昼食（選手と一緒に）
13:00	栄養計算、合宿先のホテルと打ち合わせなど
16:30	トレーニングサポート、選手面談など
18:30	帰宅　夕食
22:30	就寝

食事をホテルが提供する時は…

選手の強化合宿に帯同し、食事をホテルが提供する時も起床時間は変わりません。食事の準備の時間は、ホテルとの打ち合わせや食事のとり方指導、選手面談、食事の栄養計算の他、トレーニングサポートにもあたります。

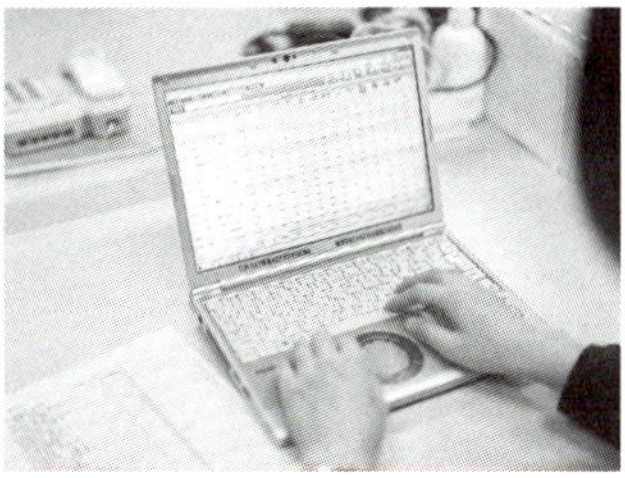

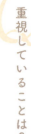

Q 重視していることは？

チームに所属する選手は全員が寮で生活をしており、毎日3食寮で食事をしています。私はその食事の栄養管理をし、献立を立てています。

選手は日々体作りや、リカバリーを行う必要があるので、栄養バランスのとれた食事メニューを考えることが多いですが、**寮はリラックスする〝家〟でもあるので、選手のリクエストにできるだけ応えられるようにしています。**特に選手の誕生日にはなんでもOKとして希望を聞き、脂質がオーバーする食事などになった場合は前日や翌日で調整するなどして体調に影響が出ないようにしています。**疲労は肉体だけとは限らないので、選手の心も満足できるような食事**になるよう心がけています。

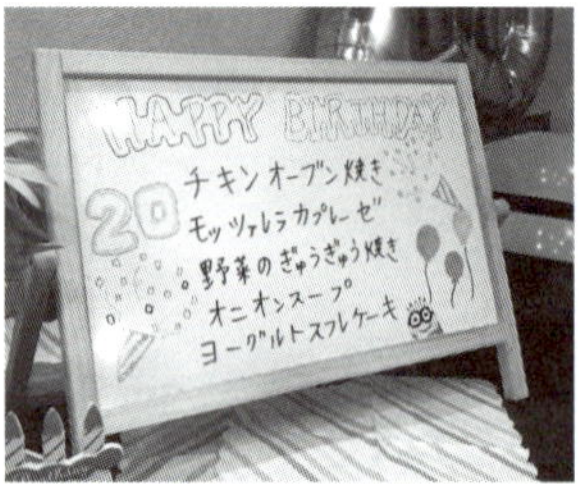
HAPPY BIRTHDAY
20
チキンオーブン焼き
モッツァレラカプレーゼ
野菜のぎゅうぎゅう焼き
オニオンスープ
ヨーグルトスフレケーキ

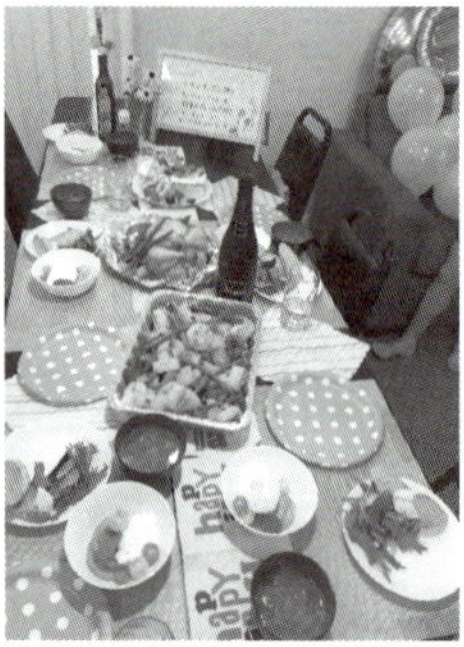

海外遠征でも、選手の誕生日には栄養に配慮しつつもリクエストに応えるようにしています。

Q やりがいは?

選手が自分の目標を達成したり、ベスト記録を出したり、成長する姿を近くで見られることはとても感動します。自分の栄養サポートが少しでも役に立ったのではないかと少しだけ自信がつく瞬間です。

その他2016年にオリンピックに帯同した時は担当選手の競技後、男子100mの世界記録保持者のウサイン・ボルト選手の決勝レースを生で見、世界一のパフォーマンスとスタジアムすべてが大きく盛り上がる瞬間を体験できて鳥肌が止まりませんでした。たまにそのようなご褒美があるのも嬉しいです。

Q どうしたらなれる?

スポーツ栄養士になる方法は、給食受託会社やスポーツ栄養士の派遣会社、食品メーカーなどに就職し、会社で受託しているチームや選手の担当になる、大学のスポーツ栄養研修室(ゼミ)からの紹介、フリーランスの栄養士としてチームや選手と契約する、スポーツチームやスポーツジムが公募しているなどがあります。

スポーツ現場においての役割は様々ですが、栄養学の他スポーツ医学、運動生理学についても知識が必要です。そのほうが**より選手の体を理解でき、チームスタッフとの会話ができるようになるから**です。

また、英語も得意だと働きやすいと思います（私は海外遠征の際に現地スーパーやレストランなどで店員に食材について質問する際にとても苦労しました）。スポーツ栄養は海外から情報をとり入れることも多いので最新の情報をより正確に収集できることにも活かされるでしょう。

他にも料理を作ることが好きなほうがよいと思います。私が尊敬している栄養士の方は、世界のどこに行ってもおいしい食事が作れて、大きな試合前でも緊張感が和らぎ、選手がリラックスできる空間になっているからです。また、**栄養や食事について日々アドバイスする際、おいしい食事を提供できているとより信頼してもらうことができ、選手との関係性が深まる**と思います。

適性について、サポートスタッフは陰で選手を支える仕事なので、誰かのために働くことが好きな人は向いていると思います。

1

嬉しかった言葉は？

「まだおなかいっぱいだよ！」

これが今でも忘れられない、私の心の支えになっている言葉です。この仕事を始めた頃、あるマラソン選手のサポートを行う機会がありました。その選手が抱えていた大きな課題は**マラソン中にエネルギー切れになること**でした。そんな中、監督から次の試合は絶対にエネルギーが切れないように走らせてくれと依頼がありました。エネルギー切れの一番の要因は**強度の高いトレーニングを行うことで疲労感が強くなり食事が喉を通らないこと**でした。そのため選手は**食事をすること自体が苦手になっていた**のです。

まずは練習後にしっかりと食事ができるよう、食トレを開始しました。**疲労が強く噛む力も残っていない日には白飯をおかゆに変更したり、オリーブオイルなどを多めに使用した料理を作り油の摂取量を増やすなど、食べやすくする**ことで食が進み、食べる量も増えていきました（胃腸を訓練すると、食事量を増やしても胃痛などの不調が起こりにくくなるといわれています）。そうすると今まで充分とれなかったエネルギーが補給でき疲労回復が早まるため、トレーニングも順調にこなすことができ、苦手だった食事に対しての意識も変わっていきました。レース当日はオリンピックの選考レースだったこともあり、大きな緊張感が選手を包み込んでいましたが、**日頃から食トレを続け、胃腸が強くなった選手は当日もしっかり栄養補給をしてスタートラインに立つことができました。**レース中は課題であったエネルギー切れが起こることなく、１番でゴールし、最高の笑顔を見ることができました。

レース後、私を見つけてくれて、笑いながら**「まだおなかいっぱいだよ～！　ありがとう」**といってもらったことは忘れられません。

2

収入について一言

収入については満足しています。

Q 目指すのはどんな栄養士？　今後の目標は？

スポーツの現場で働いていると、**努力は必ず報われるわけではないことを体感します。**努力をしても力が及ばない、運が悪くて勝てないなど、苦しいことがとても多いと感じています。しかし、**選手の努力が報われた瞬間や、大きな目標を達成した時の感動は、その分とても大きくなり、なんともいえない幸せな瞬間です。**選手が成果を出した時は、選手自身が大きな努力をしたこと、指導者が素晴らしいことはよくメディアなどで紹介されますが、栄養士の仕事はなかなか表からは見えません。しかし、**戦略的な栄養補給は選手のパフォーマンスを向上させる重要な要因**であるので、これからも選手のために努力を続けていきたいと考えています。

Q ズバリ、あなたにとって栄養士とは？

選手と共に走り続けるペースメーカー

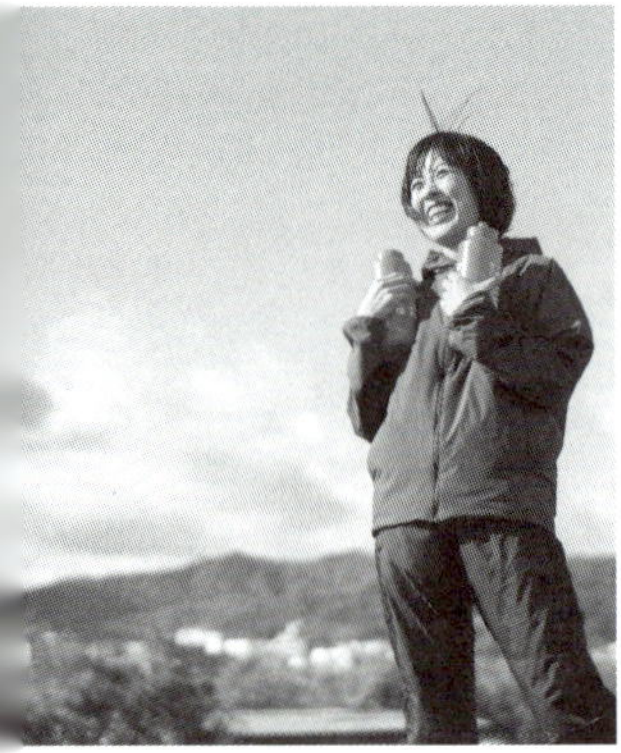

「食べられない」を解決する栄養療法食品の開発

Chapter

10

食品企業・開発

油井《あぶらい》 陽《あきら》

Personal background

ニュートリー株式会社製品戦略本部製品戦略部製品開発課課長。2006年神戸学院大学栄養学部卒業。管理栄養士取得。医療食・介護食を扱う会社に入社。営業・学術を経験。2017年ニュートリー株式会社に入社。医療食・介護食の製品開発業務に従事。現在に至ります。私生活では、子どもの好き嫌いが多く、栄養不足にならないように妻と作戦を練る毎日です（試行錯誤のおかげで少しずつ好き嫌いが減ってきています）。休日は定期的に、学生時代から続けている躰道※を母校の生徒に指導しています。自身の心身を鍛え、体を動かす喜びを感じています。

※たいどう。空手から派生して生まれた「空手×体操」ともいえる武道です。

Q きっかけは？

「背を伸ばすにはカルシウム」と母にいわれ、幼い頃から一生懸命、牛乳を飲んでいました（骨は丈夫になったと思いますが、残念ながら平均程度の身長になりました）。高校時代には単品ダイエットや低ＧＩダイエットなどの効果に興味を持ち、実践。今思えば偏ったダイエットになっていた部分もありますが、当時168㎝55㎏（ＢＭＩ：19・5）を維持し、普段から栄養について興味を持っていたと思います。

その頃、「スポーツと栄養」の関わりについて知る機会がありました。ごはんを食べることがスポーツパフォーマンスに影響を与えるということに驚いたのを覚えています。躰道をしていたこともあり、**「栄養の大切さ・素晴らしさを学んでみたい、職業にしたい」という気持ちが高まり、栄養士の道に進もうと決意**しました。

Q 仕事の内容・スタイルは？

日本人の死因として「**誤嚥性肺炎**」が増加しているのをご存じでしょうか？　飲み込み（嚥下）の機能が衰えることで「誤嚥」し、飲食物に付着した細菌が増殖することで「誤嚥性肺炎」に発展します。**嚥下機能の低下は、加齢や脳血管疾患が原因なので、誰にでも起こり得る身近な問題**です。また体に**必要な栄養が不足した状態を示す「低栄養」も、高齢者の健康寿命を脅かす存在として、社会問題の一つ**としてとり上げられるようになりました。

厚生労働省によると、日本の人口は約1億2000万人（2020年）から約8700万人（2070年）と年々減少し、65歳以上の人口が全人口の35％以上になると推測されています。さらに、65歳以上の在宅療養患者では「飲み込むことに問題がある」方は5割に上ります。また同対象の7割以上が「低栄養」「低栄養のおそれあり」といわれています。

高齢者の多くは食べることになんらかの問題を抱えており、**「うまく飲み込めない」「充分に栄養素が補給できない」**など、**「食べられない」の課題を解決する医療食・**

介護食への注目が高まっているのです。

そこで、私の勤務するニュートリー株式会社では、**「嚥下サポート製品」「栄養素補給製品」「流動食」**の3つの領域で、**栄養状態の課題を解決できる製品**を多くとりそろえています(**表**)。全国の病院や介護福祉施設をはじめ、在宅医療の現場で、医療従事者らのもと、個々に適した製品が患者さんに対して使われています。

これらのうち、私はこれまで嚥下サポート製品(1品)、栄養素補給製品(3品)、半固形状流動食(3品)の新製品やリニューアルを担当してきました。今は製品開発課の課長を務め、自身の担当にとどまらず開発メンバーがよりよい製品を作れるような環境作りや助言をしています。

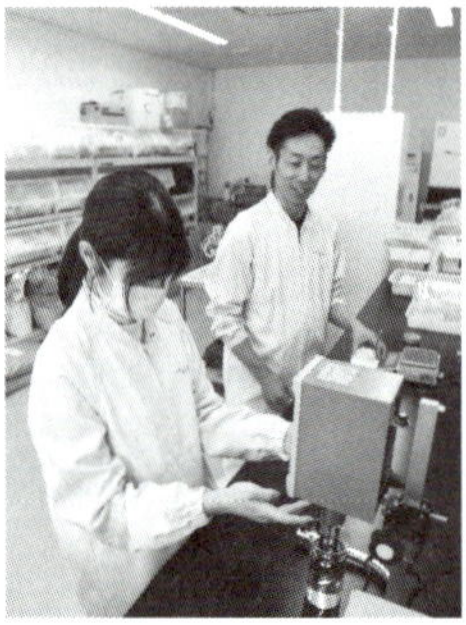

主にとろみのついた液体の粘度(流動性)を測定するための「粘度計」。機械の使い方を指導することもあります。

表　手がけている「栄養状態の課題を解決できる製品」のご紹介

嚥下サポート製品

とろみ	嚥下障害の方にとって飲み込みにくいものの代表が「さらさらした液体」です。喉を流れるスピードが速いため、嚥下反射が間に合わず、高齢者など嚥下機能が衰えた方には飲み込みにくく、誤嚥の原因となります。そこで「とろみ材」を使って飲み物などの液体に「とろみ」をつけ、流れるスピードを緩やかにすることで誤嚥を防ぐことができます。代表製品は、消費者庁より「特別用途食品 えん下困難者用食品」の表示許可を受けたとろみ調整用食品「ソフティアS」です。当社は、とろみ調整用食品などのテクスチャー改良材を自社製造する国内唯一のメーカーです。開発から製造、品質検査まで一貫して自社で行っているため、ニーズに合わせたスピーディな製品開発が可能です。
ゼリー	「まとまりにくい食品」「ぱさぱさした食品」「べたべたと粘りの強い食品」も飲み込みにくい食べ物です。そのような食品をゼリー状に加工できる「ゲル化材」や、栄養が補給できる飲み込みやすいゼリータイプの製品もとりそろえています。水分補給ができる「アイソトニックゼリー」、たんぱく質&カルシウムが補給できる「プロッカ Zn」などは、消費者庁より「特別用途食品 えん下困難者用食品」の表示許可を受けています。当社は、医療従事者にも患者さんにもわかりやすく安心して使える「特別用途食品」の制度を積極的に活用しています。

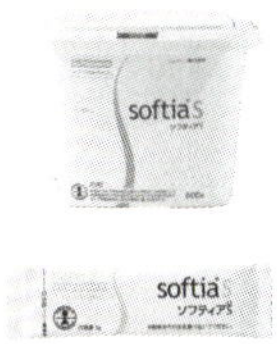

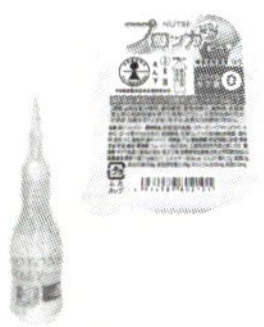

栄養素補給製品

当社が提案し続けている「栄養療法」とは、栄養不良を改善することで各種疾患や合併症の予防・治療につなげ、予後や全身状態を改善するものとされています。「栄養で病気に働きかける」――そのためには医学的なエビデンスに基づいた製品開発が欠かせません。その代表例が「ブイ・クレス CP10（シーピーテン）」という飲料です。1本 125mL あたり、コラーゲンペプチド 10,000mg（10g）と12種類のビタミン、鉄や亜鉛などのミネラルを配合。2021年、日本で初めて「褥瘡を有する方の食事療法として使用できる食品」として消費者庁から「特別用途食品 個別評価型病者用食品」の表示許可を得ることができました（関与成分として、コラーゲンペプチド 10,000mg、亜鉛 12mg、ビタミンC 500mg）。

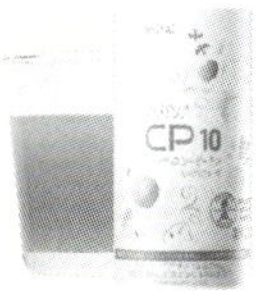

流動食

口から食事が食べることができなくなった方のために、1日に必要とされるほぼすべての栄養素を補給できる製品が「流動食」です。流動食は、患者さんの状態によって必要な“粘度”が異なります。当社では「液状流動食（サンエット K2、リカバリー K5 など）」、「半固形状流動食（カームソリッド、F2 ショットなど）」、「粘度調整用食品（REF-P1 など）」など粘度をコントロールした製品をとりそろえており、患者さんに適した製品選択ができるようにしています。さらに昨今では、流動食特有のトラブル解決策として、患者さんへの負担を軽減でき、医療者にとって使いやすいことから、酸性下で増粘する「粘度可変型流動食（リカバリー ニュートリート BeSolid、マーメッドワンなど）」が注目されています。

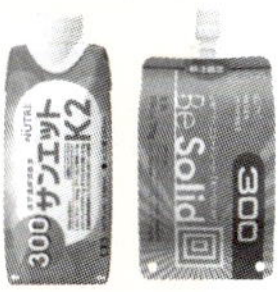

担当した一部の製品をご紹介します。

豆乳ベースの濃厚固形食「アイオールソフト」のリニューアル

　口から食事が食べづらくなった方は、「流動食」を使って栄養素を摂取することができます。**かつては液体の流動食を、管を通して投与する方法が多く採用**されていました。「少し工夫すれば、口から食事をとることができるのに……」。そんな思いから2006年に開発されたのが飲み込みにやさしい濃厚固形食「アイオールソフト」です。流動食は、一般的に**甘味が強いものが多いのですが、甘いものが苦手な方にも召し上がっていただけるように**豆乳ベースのプレーンな味わいで、**おかずにもデザートにもアレンジでき、様々な味の好みに対応**できるのが特長です。

　当時、私は入社前でしたが、甘味を控えおかずにもアレンジできるプレーンな味の固形化流動食は、新しい発想の

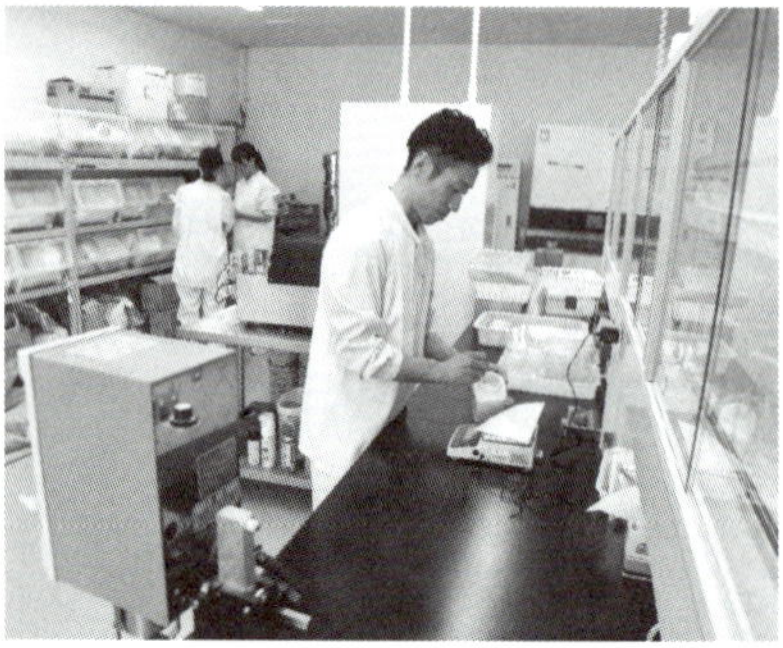

試作品の原料計量中。少しの配合の差が品質に大きく影響します。

製品でした。「加齢などが原因で食欲がない」「食べたくてもたくさんの量が食べられない」というような、栄養素が充分に摂取できない時にも効率よく栄養補給できる、**少量で高栄養なゼリー**として、発売以来多くのお客様から喜びの声をいただき、愛され続けているのを実感していました。その製品を、**おいしさをキープしつつさらに高栄養にすることができれば、患者さんの食べる負担という課題解消や、医療者の目指す栄養状態の改善に貢献できる**と思い、病院栄養士の先生にコンセプトの相談に行き、開発に着手しました。

単に現行の原料をそのまま用いて配合量を増やしただけでは、エネルギーやたんぱく質量はアップできても口当たりが重く、食べづらくなってしまい、喫食量低下につながる可能性がありました。栄養価がアップしても食べていただけないようであれば意味がありません。そこで**口当たり**

リニューアルを担当した濃厚固形食の「アイオールソフト」

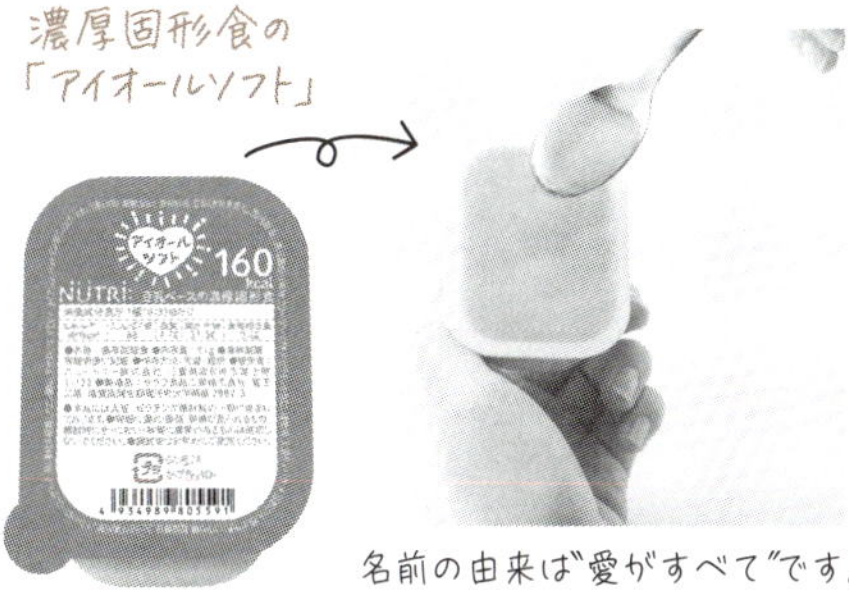

名前の由来は"愛がすべて"です。

が重くなる原因となっていた原料を見直し、社内や社外の評価のご協力を得ながら、50回以上試作し、試行錯誤をくり返しました。２０２１年に上市した製品はおいしさは変わらず、１カップ（81ｇ）あたり120kcal→160kcal、たんぱく質4.9ｇ→８ｇまでアップさせることができ、リニューアル発売に漕ぎつけることができました。

　このように、**患者さんや医療・介護従事者の課題やニーズを汲みとり、それを解決するための製品を形にするのが仕事**です。製品化までには、コンセプトをかため、レシピの検討、原料の選定、包材の選定、製造工程の検討、味の調整、社内審査など非常にたくさんの工程があります。もちろん、価格も考慮しなければなりません。試行錯誤をくり返し、やっと完成した製品が患者さんのもとに届いた時の喜びはひとしおです。

1日の仕事の流れ

6:00	起床	
8:15	出社	1日の業務の確認・臨床栄養や原料などの情報確認
9:00	朝礼	製品開発課のスケジュール確認・情報共有
9:10	打ち合わせ	各課員の試作・実験結果の確認、今後の方向性のすり合わせ
10:30	商談①	原料メーカーさんからのヒアリング、製品開発に向けた相談
11:30	打ち合わせ	他部署とのミーティング
12:00	昼休憩	製品開発課メンバーそろって社員食堂で昼食
13:00	商談②	製造工場と製造工程確認・評価方法などの打ち合わせ
14:00	試作	配合検討・製品試作・評価・後片付け・まとめ
17:00	資料作成	次のミーティングやテストに向けて準備
18:00	退社	
20:00	夕食	
23:00	就寝	

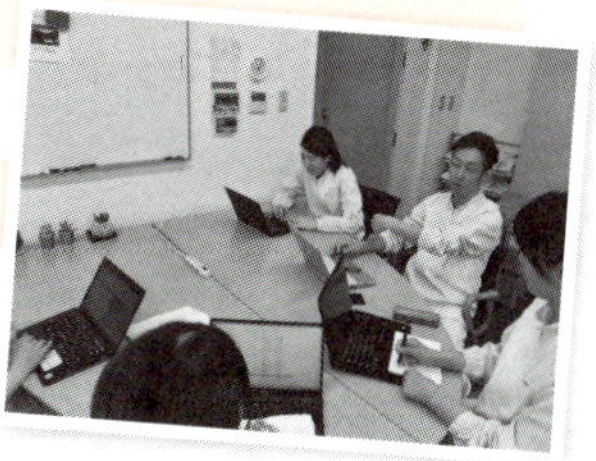

課内ミーティングではそれぞれの担当製品について報告、活発に意見交換をします。製品開発には社内外連携が必須なので、他部署とのミーティングも頻繁に。原料メーカーさんから提供いただく情報は、開発時に起こる課題の解決に非常に有効です。パートナーのひとりと考え、最新の原料情報・トレンド・お悩み相談・雑談まで情報交換をさせていただきます。また、様々な方の働く姿勢や考え方を知ることは、開発をする際の糧になっていると思います。

医療食・介護食の開発にあたっては「臨床栄養学」は基本といえます。病態を理解したうえで適切な栄養療法を提案するためです。

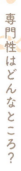

「**食品加工学**」で学んだことも活かせます。たとえば、嚥下困難者用のゼリー食品を開発する際、製品のｐＨによって殺菌の手法が変わります。ゼリーが中性なのか、酸性なのかによって使用できる原料・配合・工程を考える必要が出てきます。その他、配合検討には消化吸収に配慮したり、実験の手法を検討したりしますので、生理学や各実験の授業などで学んだことが活かされていると思います。

一方、大学で学んだことをもとに、**臨床に関わる学会参加や原料情報の収集は常にアップデートしていく必要**があります。栄養の研究は常に進化しており、管理栄養士の資格をとってからも勉強の日々です。

やりがいは？

トライ&エラーは苦しいこともありますが、製品ができてお客様に評価いただける（喜んでもらえる）ことを幸せに感じます。

どうしたらなれる？

製品開発課のメンバーはほとんどが管理栄養士ですが、性格も違えば得意とすることも違います。共通していえることは、**患者さんに対して真摯であること**です。常に、製品品質や提供価値を優先的に考えていると思います。

「食を通して誰かに貢献したい」「このような製品があればお困りの患者さんが助かるのに」という思いを形にできる環境です。大学生活で様々な経験をして、患者さんのためになるような仕事を一緒にできる仲間が増えることを願っています。

Q 目指すのはどんな栄養士？　今後の目標は？

プライベートな目標としては、栄養学を活用し高校生からの趣味でもある体重コントロールを生涯通して日々実践し続けていきたいと思います（20歳から体重変化±2kgを維持中）。そして、本職として「**挑戦し続ける栄養士**」でありたいです。すべての人にとって生きる喜びの一つは「食べること」だと考えます。**栄養療法に関する情報は日々更新され、食品加工の技術も日々進化**し続けていきます。これらの情報・技術を駆使して**エビデンスに基づいた製品を作り、食を通じてひとりひとりの患者さんの人生をより豊かにしたい、**そんな思いでチャレンジを続けます。

1

収入について一言

顧客を創造すること、顧客に喜んでいただけることが会社の利益となり、会社に対する評価につながると考えています。それらの評価が収入としても表れますので、自己成長において重要な指標と考えます。生活においても非常に重要です。収入から自己を研鑽し、様々な経験を積むことができます。それらを糧にした個人の活動が、社会貢献につながると考えます。

現在の収入については「やや不満」と回答させていただきます。その理由はよりよい製品開発を行い、多くの人にさらなる評価をいただけるよう、これからも進化を続けていきたいからです。

2

あこがれた栄養士、素敵だなと思う仲間は？

製品開発をするうえで、社内外の様々な職種の協力がなければできません。社内であれば開発部門・生産部門・品質部門・営業部門・管理部門など、社外であればオピニオンとなる先生、製造委託先工場、原料メーカー、包材メーカーなどとの連携が欠かせません。それぞれの仕事の仕方に日々刺激を受けています。

すべてをご紹介することは困難ですが、普段から近くで働いている製品開発課の仲間たちの素敵だなと思う点をご紹介します。

当社の大きな特徴は、その全員が“患者さんに目を向けて”日々仕事をしていることです。「**患者さんのために**」を目的に掲げているため、上下関係を気にすることはありません。各々が意見を出し合い、具体的な方策を主体的に進めている印象です。できそうでなかなかできないことだと私は思います。メンバーの日々の姿勢を見て、刺激を受けて自身の成長にもつなげていきたいと思います。

Q ズバリ、あなたにとって栄養士とは？

食を通して
人を良くする仕事

製品開発課のメンバー

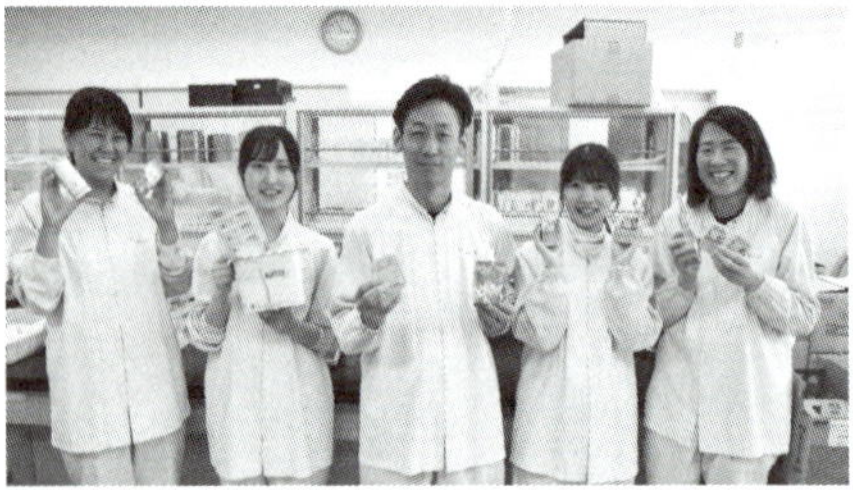

経歴も得意分野も様々ですが、
わきあいあいとやっています。

保護者の声に耳を傾け、
母子保健と食育をサポート

Chapter

11

母子栄養

川《かわ》口《ぐち》由《ゆ》美《み》子《こ》

Personal background

子どもは成人しましたが、「いつも小脇に赤ちゃんを」の気持ちで生活し、普段から、これは赤ちゃんも食べられるかな？　とか、パパママならどう思うかな？　などと考えながら、想像子育てを楽しんでいます。子どもたちは大きくなってしまったものの、夫と毎日かけ合い漫才のように、ツッコミを入れながら楽しく暮らしています。全国のママパパからの問い合わせを受け付けているので休みはありませんが、誰かの役に立てるのなら幸せです。

Q きっかけは？

「未来の食事はサプリではなく野菜がまだあるんだ!?」と衝撃を受けたのは、つくば科学万博でのトマトの水耕栽培を見た小学5年生の時です。私の家は、薬業関係であったため、**「将来の食卓はサプリメントの錠剤だけかも」**という話をよくしていたので、万博で見た近未来トマトには、とても驚きました。

「未来も野菜はなくならないんだ！　太陽や土がなくてもトマトが育つんだ！」

また、その後、高校生で進路を決める際には、「大学に入って就職しても、数年で辞めて家事育児をするのはもったいないな」と、悩みました。今となっては時代錯誤ですが、女性は家事育児をするものだと思っていたためです。

それならば、「家事育児がキャリアになる職業につきたい！」と思い、栄養学、それも小児栄養学にしたら、子育てもキャリアになって最高だなと思って、管理栄養士になりました。

Q 仕事の内容・スタイルは？

栄養士や保育士、助産師などの方も離乳食の根本を学校で教わることが少なく現場で困っている人が多いことから、一般社団法人母子栄養協会を立ち上げて、現在代表理事を務めています。以前は、専門学校の教員も務めていましたが、現在は母子栄養協会の仕事がほとんどで母子栄養に関する様々な業務を請け負っています（163ページ表）。

また、全国の子育て中の親御さんからの食と栄養に関する質問に無償でお答えするサービスをしています。

1日の仕事の流れ

~離乳食アドバイザーの講義がある日の場合~

5:30	起床
7:00	朝食
8:30	組織内ミーティング
9:15	離乳食アドバイザー講座など
13:00	昼休み
14:00	打ち合わせ（食品開発、サービス提案など）
16:00	事務作業
17:00	退勤
18:30	夕食
22:00	仕事準備メール確認など
23:00	就寝

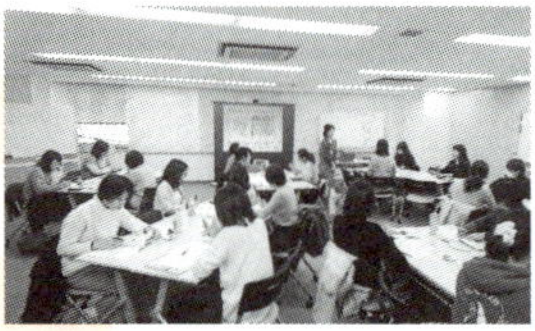

講師の仕事は主要な業務の一つです。講義に使う資料も作成しています。

講座がある時は講座中心の1日となりますが、その前後の時間で進めている仕事の確認や連絡をします。メールや電話などはとても頻回にあるので、なるべく早めに解決できるように心がけています。打ち合わせも多いのですが、最近はZoomなどを使って時間を制限してお願いしているため、1日に2、3本ほどこなせるようになりました。

表　母子栄養協会の業務

保育園勤務の方のための研修	保育連合会や各地の栄養士会などからの依頼を受け、アレルギーや離乳食、好き嫌い、誤飲誤嚥の事故予防などの講座・研修を請け負っています。
保育士等キャリアアップ研修の運営と講師	母子栄養協会は、保育士等キャリアアップ研修「食育・アレルギー対応」の認定機関のため、保育士や保育園栄養士の先生方に合計15時間の研修を行い、修了証を発行しています。
アドバイザー資格の養成	離乳食アドバイザー、幼児食アドバイザー、学童食アドバイザー、妊産婦食アドバイザー、母子栄養指導士をそれぞれ養成しています。カリキュラム作成から講座の質疑応答受付、運営まで行っています。栄養士や保育士、助産師、小児科医などに向けて、実際の保護者のお悩みなどもお話ししています。
商品開発協力	企業の商品開発や食品表示などの補佐を行っています。味つけや大きさ、表示の仕方、栄養計算なども行います。
レシピ作成・レシピ本執筆	離乳食や幼児食の本の執筆や監修を行っています。雑誌にレシピを毎月連載している他、WEB媒体などに向けてレシピを作成したり撮影したりしています。 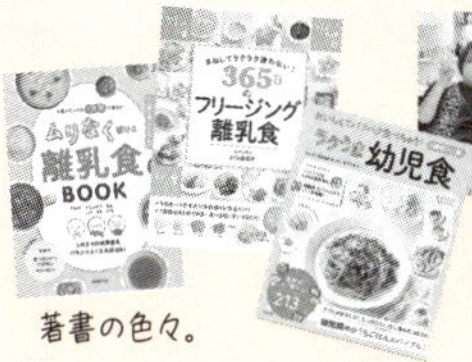 著書の色々。 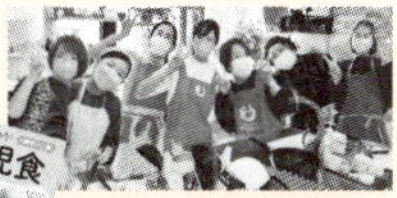 母子栄養協会のキッチンで仲間とわいわい楽しく撮影しています。
メディア出演・監修	NHK Eテレ「すくすく子育て」「まいにちスクスク」などで離乳食や子どもの好き嫌いについての考え方のお話や簡単レシピのご紹介をしたり、ニュース番組や情報番組の栄養監修をしたりしています。厚生労働省の職業情報提供サイト「栄養士」※にも出演しています。

※ https://shigoto.mhlw.go.jp/User/Occupation/Detail/171

Q 専門性はどんなところ？

アレルギーや調理学の知識の他、いわゆる栄養学の基礎になるような生理学も問われます。小児栄養や母子栄養という言葉だけですと、ライフステージだけが注目されますが、複合的に問われますので、栄養士としての専門性ばかりです。毎日のように問われます。また、保護者の方には、主に食事バランスのとり方をどのように伝えるかは、試行錯誤します。**話術も問われますが、**やはり栄養の専門知識がないと話ができないですね。

Q 重視していることは？

❶「食育は安全あってのことである」と伝える

保育園栄養士や調理の方にお話しすることが多いのですが、食育の観点から、もちつきをするし、お月見団子も作るとよくいわれます。**日本小児科学会や消費者庁が警告しているように窒息リスクのある丸くてつるっとしているものや、**粘りのあるおも

ちなどは保育園ではあげないように指導していますが、それでは食育ができないと現場からはいわれます。

食育は安全でこそ成り立つことであり、安全性を考えない食育は絶対にありえません。様々な食育をしたいと盛り上がる方は多くいらっしゃいますが、衛生面、咀嚼、アレルギーなどを考えて安全な食育を心がけるように呼びかけます。

② 教えるのではなく、相手に寄り添ったアドバイスを目指す

重視しているのは、とにかく保護者の気持ちを読みとろうとすることです。**まずしっかり聞く**ようにしています。聞いているだけで自己解決される方もいらっしゃいます。そのうえで栄養士は「教える」のではなく、「ともに考える」ポジションであることを忘れないようにしています。

なにかを教えようと思ってしまうと、答えがずれてしまうことが多いのです。**ご相談者さんの気持ちを完全に読みとるのは不可能であるため、わかった気にならず、寄り添おうと心がける**ことが大切だと思っています。

③すぐに実行、相談、ともによりよいサービスを作る

企業様とのお仕事は、自分を選んでくださったからには、とにかく全力でとり組み120％を返すことを心がけています。**ちょっとでもサービスや内容に不安がある時にはお引き受けしないことにしています。**やると決まれば全力でよりよいものを「ともに作る」ことを目指し、研修内容やサービス内容にご満足いただけることを目指します。約束したからお金がいただけるというのではなく、金額の120％やるから次も選んでいただけると思っています。

Q やりがいは？

昨今はSNSで食生活に悩みを持つ人がとても多いのです。それは「◯◯が足りない子は危険！」などの発信をする栄養士や医師もいるためだと私は思っています。「うちの子は、レバーを食べてくれないので、鉄がとれているか心配です。サプリも購入してみたのですが食べてくれません」などはよくあるご質問です。よく話を聞くと、鉄が足りないと思っているのはSNSを見たためで、元気に走りまわり、血液検査で

引っかかったことも特にないとのこと。

SNSの情報はなにかを売りたいためのセールストークだったりもすること、栄養が足りなければ元気もなくなっていくこと、いま元気であることなどを少しずつお話をしていくと、少しずつ保護者さんに笑顔が戻ってくるのが、本当に嬉しく、ついついこちらまで笑顔になってしまいます。やはり保護者の方の笑顔が一番です。

Q どうしたらなれる?

母子栄養に特化した栄養士になるには、**まず保育園や保健センターなどに勤務をして、実際に子育てをしている保護者の方の話を、たくさん聞きましょう。**実際に子育てを経験してもしなくてもどちらも同じです。子育て経験者は自分の経験談を他人に当てはめてアドバイスなどをしないことをしっかり守りましょう。**2、3人産んで育てたケースを話すよりも、100人のケースを聞くこと、**より深く知ろうとすることが大切です。

そして、話す時に「教える」のではなく、「ともに考える」ということに気をつけます。

保護者の方ができる範囲で「どんな調理方法ならできるかな？」「どんな食材や市販品を選んだらいいのかな？」などを考えられるように色々な調理法や食材を知っておくのもいいですね。

Q 目指すのはどんな栄養士？　今後の目標は？

今後の目標は、離乳食や幼児食のガイドラインの策定に携わることです。内容を変えたいということではありませんが、実際に保護者や支援者が間違えて解釈する点を身をもって経験していますので、もっと保護者や支援者にわかりやすいものを作りたいです。

また、保育園給食もマニュアルがわかりにくいため、保育園給食をまとめていく仕事がしたいですね。

Q 栄養士のここを知ってほしい！

「この食材にはこんな成分が含まれ体にこんな効果がある！」と発信するのが栄養士と思われがちですが、実際にはそのように短絡的に語れるものではありません。食材には様々な栄養素が含まれています。**色々な食材のおいしい食べ方や無理のない調理方法などを組み合わせて提案し、適切な栄養摂取をサポートすることが、栄養士の仕事**だと思っています。

ＡＩなどの技術で自動的に答えを導き出す時代であるからこそ、短絡的ではない栄養学は価値があります。**人の顔色などから気持ちを読み込んで接することはＡＩにはまだまだ難しい**ものです。**栄養学の知識をもとに、人への配慮が必要なのが栄養士の仕事**でしょう。

食材は未来もなくならない。私はそう思います。サプリだけでは解決できない難しさと食事の楽しさを一緒に伝えていきませんか？

1

嬉しかった言葉は?

保護者の方が、子育てでいっぱいいっぱいになっている気持ちを軽くし、肩の荷をおろしてもらうのが私の仕事です。「ちょっと難しく考えすぎていたようです」「もっと気楽に考えていきます」といわれるのが、とてもとても嬉しいです。

また、長年離乳食の雑誌編集に携わっていた方に、離乳食の作り方や表現の仕方について「そうですよね！　長年疑問だったのですが、離乳食の謎がようやくわかりました！」といっていただけたことも嬉しかったです。

2

休日なにしてる?

休日であっても保護者からのお悩みに答えたり、アドバイザーからの質問に答えたりしているのですが、ずっとパソコンやスマホに向かって24時間365日働くことはあまりよいことではありません。なるべく仕事から離れる時間を持つようにとは意識づけ、平日の夜は夫に夕食の片付けなどを任せて、ジムでトレーニングをしたり、ダンスのK-POPを習ったりしています。若い人とフラットに話せるのがとても楽しいです。

3

あこがれた栄養士、素敵だなと思う仲間は?

保育園の栄養士さんなど、小児栄養を学ぶ方々を、私は勝手に「仲間」だと思っています。各園1名ほどで孤軍奮闘されています。保育園のお給食があるからこそ、安心して子どもを預けて働ける保護者も増えるので、素敵だなと思います。

4

収入について一言

お金のために働いてもマイナスになることも。派手な暮らしさえしなければ、問題なく生活できています。収入はもちろん大切な指標の一つですが、私の中ではそれよりも、子どもの行事に出られることや、より多くの時間を夫や子どもと過ごし、笑って暮らせることのほうに価値を見出します。

一時期は合間に専門学校で講師の仕事もしていましたが、疲れきってしまい、スーパーで総菜を買って、タクシーで帰ってしまいました。多く稼ごうとしても疲れすぎると出費が多いと気づかされました。たとえば、より多く稼ぐために、身を粉にして働くこともできるかもしれませんが、それにより健康を害してしまえば、それもマイナスになるでしょう。お金を稼ぐことを考えるのではなく、**自分と周囲が笑顔になる方法**を考えるほうが私は価値があると思います。

なお、保護者からのお悩み相談には、無料で応じています。いま現在育児されている方のリアルな声であり、教えていただいたり、気づきを得られることがとても多いので、「悩みに答えてあげる」という感覚ではなく、「悩みを教えていただいている」感覚です。

「現在の保護者の食生活の悩みがリアルタイムで蓄積できる」ことが商品開発や、新サービス、雑誌や番組の企画にとても大きく役立ち、私の財産です。私は皆様からいただいたお悩みを系統立ててとらえ、情報をお伝えすることで収入を得ています。

Q ズバリ、あなたにとって栄養士とは？

日本の食卓をもっと元気にもっと笑顔に

川口由美子

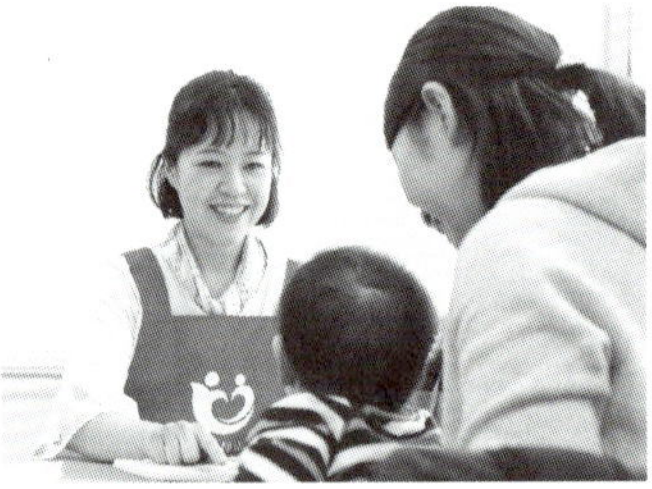

栄養の専門性をもって寄り添います。

Chapter

12

幅広い業態のお客様の健康をニーズに合わせた食やイベントで支える

給食受託会社

田《た》中《なか》友《ゆ》香《か》

Personal background

海軍カレーで有名な神奈川県横須賀市出身。栄養士、健康マスター・エキスパート、食品衛生監視員、コーヒーインストラクターの資格を所持。2009年グリーンハウスに入社し、メニュー開発担当を経て、現在はエリアリーダーに従事。プライベートでは2012年に結婚し、夫と２人暮らし。夫婦ともに食べることが大好きで、休日は「おいしいものを食べる」を目的に外出先を決めています。平日も「できるだけ夕食は手作りで準備する」「夫婦２人で食卓を囲い会話をする」の２つを意識して生活しています。

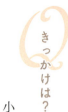

きっかけは？

小学校の給食と母からのアドバイスがきっかけでした。私が育った横須賀市では、小学校は給食、中学校からはお弁当、という学校が多かったのですが、給食が大好きだった私は「大人になってからも給食を食べられる方法はないの？」と、母に質問しました。**母から返ってきた答えは「小学校の先生になる方法」と「栄養士になる方法」の2つ。**この日、私は初めて「栄養士」という言葉に出合いました。「栄養士ってなに？なにをする人？」など、様々な質問をしたそうですが、幼かったこともあり「栄養士は給食が食べられる職業」という認識だったように記憶しています。

「栄養士」のワードが再び出てきたのは、高校の進路相談の時期でした。進路に悩んでいると母に相談したところ「栄養士、目指してみたら？」と一言。大好きだった給食の献立を考えているのが「栄養士」であること、そして実は、母が栄養士として給食受託会社で働いていたことを知ったのは、その時でした。今ふり返ると、ターニングポイントは母の言葉だったのかな、と思います。

ちなみに、2021年9月から、横須賀市の公立中学校では給食が提供されるようになりました。中学校用の給食を作っている給食センターがあるのは、なんと私が卒業した小学校(合併のため2013年に閉校)の跡地！　しかも、後になってここをグリーンハウスが運営している、ということを知りビックリ。運命を感じてしまいました！

Q 給食受託会社とは？

「給食受託会社」と聞いて、どんな仕事をする企業かイメージは湧きますか？　私たちは、**顧客(クライアント)と食事受託の契約を結び、その契約をもとに食事を提供しています**。そのため、**運営している業態は、社員食堂や学生食堂、学校給食、病院、高齢者福祉施設、保育園など多岐にわたります**。私は、主に社員食堂に関わる業務に携わっていますが、社内には業態をまたいで経験を積んでいる方もいます。また、お世話になった栄養士の先輩の中には、本社部門で人事として活躍している方も！「**やりたいことを一つに絞れず、栄養士としてどんなふうに働きたいか迷っている」という場合**は、ぜひ選択肢に入れてみてください。

給食受託会社はワークライフバランスがとれるのか不安……と聞くことがあります。個人的には、ここ5~6年で働き方が大きく変化したように思います。私が入社した頃は、「とにかく仕事最優先」の空気が残っている印象がありましたが、今は「業務の生産性を上げ、プライベートも充実させよう」という風土がしっかりと浸透しています。共働きながら、夫との時間を大切にできているのも、メリハリを持って働けているからかもしれません。

Q 仕事の内容・スタイルは？

まずは、入社後どんな仕事をしてきたか、業務歴を簡単にお話しします。入社後、2か月間の仮配属期間を経て、最初に配属されたのは、**大手企業の工場にある社員食堂**でした。ここでは、**通常の栄養士業務に加え、クライアント側の保健師と一緒に、様々な健康イベントの企画や運営も行っていました。**入社4年目の2012年秋には、「リーダー栄養士」[※1]として、複数事業所のメニュー作成を担当しました。

そして、2017年4月には「WSV[※2]（ウェルネススーパーバイザー）」という役職に就任。ＷＳＶは、支社に1名しかいない栄養士のスペシャリスト的な存在です。担当支社内における、**栄養士の業務サポート、イベント促進、セミナー講師、大型健康フェアの企画や運営など、多種多様な業務に携わることができました**。ＷＳＶとして働いている時が一番楽しかったんじゃないか？　と思うくらい充実した毎日でした。

本社に異動したのは、２０２２年の夏。社員食堂の新メニューの開発業務を行う部署に配属されました。現在は、キャリアアップのために現場マネージャーを経験したい！と思い、自ら手を挙げて本社を離れ、**「エリアリーダー」**※3**として複数事業所のマネジメントに挑戦中。**人財育成や業績管理に加え、**クライアントへの健康サポートサービスの提案**も行っています。**「マネジメント業務でも、こういう形で栄養士としての強みを活かせるんだ」**という嬉しい発見でした。とはいえ、まだわからないことばかり。これから、もっと勉強していきます。

本社でのメニュー開発担当時代は、**1年間で1000品以上の新規メニュー**を作っていました。毎週月曜日に、チームでミーティングを行い、その週の試作の進め方を決めていきます。試作は、火・水・木曜日。金曜日は、再びミーティング。その週の試作をふり返り、翌週の進め方を話し合います。メニュー開発のラインアップは大きく分けると、イベントメニューと日々のメニューの2つです。

イベントメニューについては、毎月15日前後に社内で試食会があり、役員による審査が行われます。**とあるテレビ番組のような「合格」「不合格」の真剣勝負。**ここで合格をもらえなければ、社内にレシピが展開されることはありません。会社としてお客様に提供するものなので、どれだけ時間がかかっても、きちんと精査しています。

日々のメニュー考案におけるこだわりは、「お客様目線」に立つこと。給食受託会社では、あらゆる世代、幅広い生活スタイルの方に食事を提供しています。人により、必要なエネルギーや栄養はもちろん、嗜好性も異なります。毎日召し上がっていただくからこそ、お客様ひとりひとりに喜ばれるようなレシピの考案に努めています。そして「お客様目線」と同じくらい大切にしていることがもう一つ。**「現場スタッフの負担軽減」**です。今後、この業界に限らず、人手不足の問題は避けて通れません。**最小限のオペレーションであっても、クオリティの高い食事を実現すること。**これは、私たちのミッショ

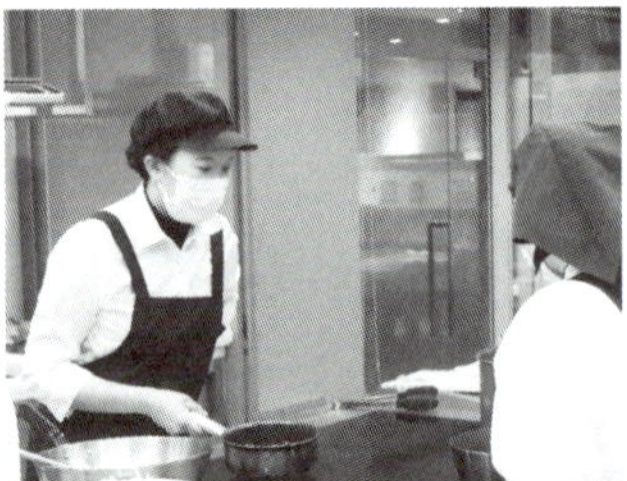

試作は調理、盛りつけ、撮影と役割を決めて効率的に行っています。1日に50品以上試作する日もありました。

ンである、おいしい食事をお客様に「毎食欠かさず安定供給」するために絶対に必要な要素です。

1日の仕事の流れ

～メニュー開発担当の頃の場合～

6:00	起床
6:15	朝食
7:00	出発
9:00	出社、チームミーティング
10:00	試作（4～5品）↓
12:30	味見・検討会（昼食）↓
14:30	試作終了、片付け
15:00	事務作業 ↓ レシピ作成、試作用食材発注、メニュー登録、メニュー表作成など
18:00	退社
20:00	夕食
24:00	就寝

上記は、本社でメニュー開発担当をしていた時の1日の流れです。試作はチーム（3名）で行うことが多く、他チームを含めたメンバーで試食・評価をしています。今はエリアリーダーとして複数の事業所をマネジメントしているため、日によって異なりますが、自分で自分のスケジュールを決め、調整しながら働くことができています。

※1 リーダー栄養士：
自事業所以外に3～5事業所のメニュー作成、衛生管理を含めた運営サポートを行う栄養士。

※2 WSV：
営業所の運営サポートや会社のとり組みを社内外に発信する栄養士のスペシャリスト。

※3 エリアリーダー：
3～5店舗の運営を管理するマネジメント職。

Q 専門性はどんなところ？

食材の特性を活かした調理法を提案できる点です。豚肉のソテーというメニューを開発している時、お肉の硬さが懸念事項として挙がりました。この問題に対して、たんぱく質分解酵素を含むしょうがや、pH値を下げる作用があるお酒でお肉を漬け込むことで、やわらかくする方法を考え、反映させることができました。**おいしいメニューを開発するうえで、科学の知識はとても重要**だと感じます。ヘルシーメニュー（スマートミール）の開発でも、人気メニューをいかに基準内の栄養価に整えるか、調理法や味つけを工夫しておいしい健康的なメニューにするか、というポイントにこだわれたのは、栄養士としてのスキルがあったからこそ。だしや香辛料を活かして、食塩量が少なくてもうま味を感じる味つけを目指しました！

私が思う給食受託会社で栄養士として働く魅力は、**おいしい食事で人々の健康維持や向上に寄与できること**です。健康日本21（第三次）の重要課題にもなっている「**健康寿命の延伸**」に、**最も効果が期待できる一次予防に携われていることが誇らしい**です。

Q 重視していることは？

あたりまえと思われるかもしれませんが、社員食堂で働く時に一番大切にしているのは、**おいしい料理を提供すること**です。その次に重視していたのが、**明るく居心地のよい食空間を作ること**。私は、食事提供において**食事そのものと同じくらい、環境が重要**だと感じています。そのため、食堂で働く従業員が日々明るく、笑顔で働ける環境を作りたいと思い、日頃から業務にとり組んでいました。この考えは、エリアリーダーとして働く今も変わりません。

新メニューの開発では、食べてくださるお客様の反応や表情を想像するようにしています。手にとってくださったお客様の期待を裏切ることのないよう、「日本一おいしい！」と、自信を持っていえるメニューを作ると決めていました。

そして、業務全体を通して常に大事にしているのは、なにごとも前向きにとらえ、チャレンジする気持ちを忘れないことです。

エリアリーダーに着任してから改めて感じるのは、**自分の仕事が「誰かのためになっている」**ということ。事業所を巡回している中で、私が行くことでパートスタッフや社員の助けになっていると実感できる時は、頑張ってよかったなと思う瞬間です。**後輩たちの成長を後押しできるのも、とても嬉しい**です。やりたいことは「やりたい！」といってほしいと、常日頃から意識的に伝えています。

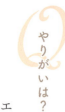

もう一つ、やりがいにつながっているのは、**自身が考えたメニューを召し上がったお客様から「おいしかったよ」「これで午後も仕事を頑張れるよ」**と、声をかけていただくこと。開発したどのメニューにも思い入れはありますが、特に記憶に残っているのは、**「まるっとＳＤＧｓメシ」**というシリーズの「丸ごとピーマンの彩りミートライス」です。同シリーズは、**旬の食材を使用し、普段使用しない種や皮なども含めて野菜を丸ごとおいしく調理して食品ロスの削減に寄与していくＳＤＧｓ推進企画メニュー**。「旬の野菜で彩りよくおいしく」がコンセプトです。正直なところ、ピーマンに対するお客様の期待値はあまり高くない気がしていました。どうにか喜ばれるメニュー

にしたい！と、かなり時間をかけて開発しました。
まずは、ピーマンについて徹底的に調べるところからスタート。種まで食べられること、知らない人も多いですよね。次に、あらゆる調理方法を試しました。最初はピーマンをそのまま丸ごと焼いてみたり……。**どうすれば、ピーマンを最大限に楽しめるか検討**した結果、タコライスにたどり着きました。そこからの試作回数もかなりのものでした。こうして完成したのが「丸ごとピーマンの彩りミートライス」。ピーマンやパプリカの種とワタ、オレンジの皮まで食べられるメニューです。トマトを丸ごと炊き込んで作るトマトライスにもこだわりが詰まっています。よかったらぜひ作ってみてくださいね。

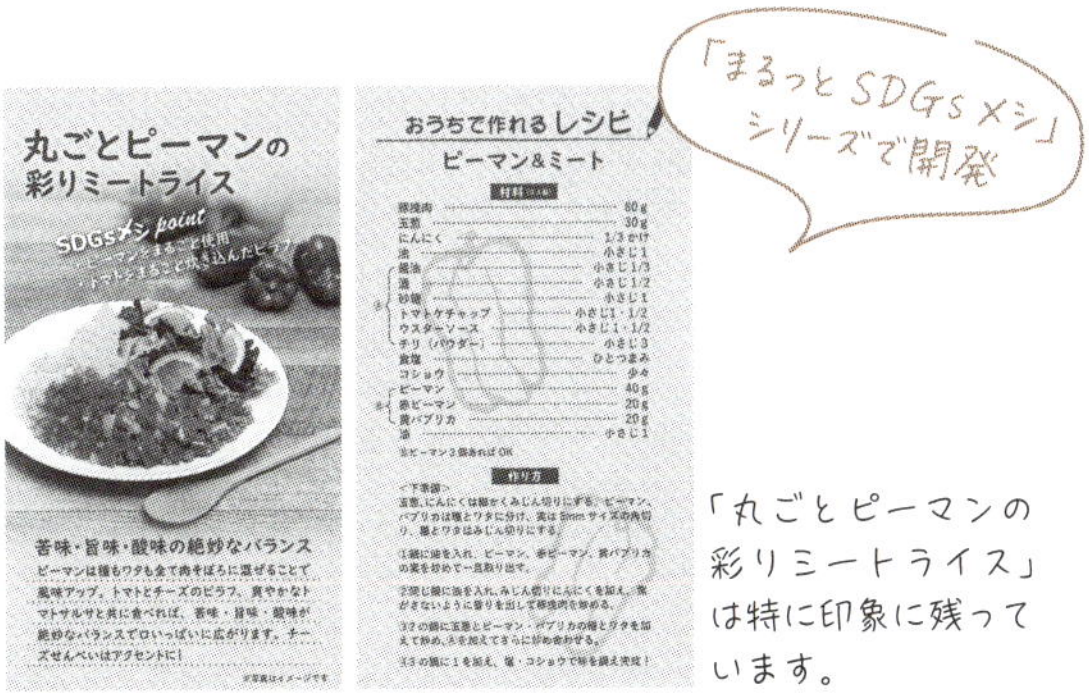

「丸ごとピーマンの彩りミートライス」は特に印象に残っています。

https://www.greenhouse.co.jp/innovation_challenge/20230920/ でご覧いただけます。

Q どうしたらなれる？

まずは、食に興味がある方が向いていますね。食べるのは大好きだけど、作るのは苦手という方も安心してください。私たちだって、高度な調理スキルを持っているわけではありません。

新メニュー開発の試作では、社内の調理師がメニューごとに適した野菜の切り方や加熱時間を教えてくれたり、ちょっと味が物足りない場合には「このだしが足りない」「コクを出すには砂糖をこのくらい入れるといいんじゃない？」と的確なアドバイスをくれたり。調理師の皆さんと力を合わせて働いています。

あとは「誰かのために、力を発揮したい」という気持ちがある方に向いています。**食を通じて心と体両方の不調を改善し、さらには一次予防までできる**——これは、栄養士だから味わえるやりがいだと思います。

Q 目指すのはどんな栄養士？ 今後の目標は？

私には、ロールモデルにしている憧れの栄養士の先輩がいます。その方は、現場の栄養士からキャリアをスタートし、WSV、現場マネージャー、部長を経て、今は社員食堂の新メニュー開発業務を行う部署で部長として業務進捗や部下のマネジメントをしています。

栄養士で現場の部長に就く方は、けっして多くはありません。**マネジメント業務は、栄養士も目指せる仕事なんだ**と認識したのは、その方がいたからだと思います。冷静に物事を見ていて指示やアドバイスも的確。とても尊敬しています。キャリアモデルとしてだけでなく、お人柄も本当に素敵なんです。メニュー開発の部署で一緒に働いている時は、常に声かけをし、困っていればすぐ相談にのってくれます。職種も性別も同じ上司は初めてだったのですが、チームの雰囲気のやわらかさに驚いたことを覚えています。仕事終わりにごはんを食べたり、好きなチームが出場するスポーツの試合を観戦しに行ったり、今ではプライベートでも仲良しです。

その方に、キャリア面談で「今までやってきた業務でなにが一番楽しかったですか？」と聞いてみたら、**「現場のマネジメント」**という答えが返ってきました。大変そうなイメージがありましたが、**お客様に直接食事を届ける事業所の運営に関わることができ、しかも結果が目に見える一番面白い仕事**だと聞き、私もやってみたいと率直に思いました。「ステップアップを目指すなら、現場マネージャーを目指すといいかもね。人と関わるのが好きな田中さんは向いているし、できると思うよ」という嬉しい言葉も、私の背中を押してくれました。

今はまだエリアリーダーですが、マネージャー昇進を目指して、ここからもっと頑張っていきたいです！

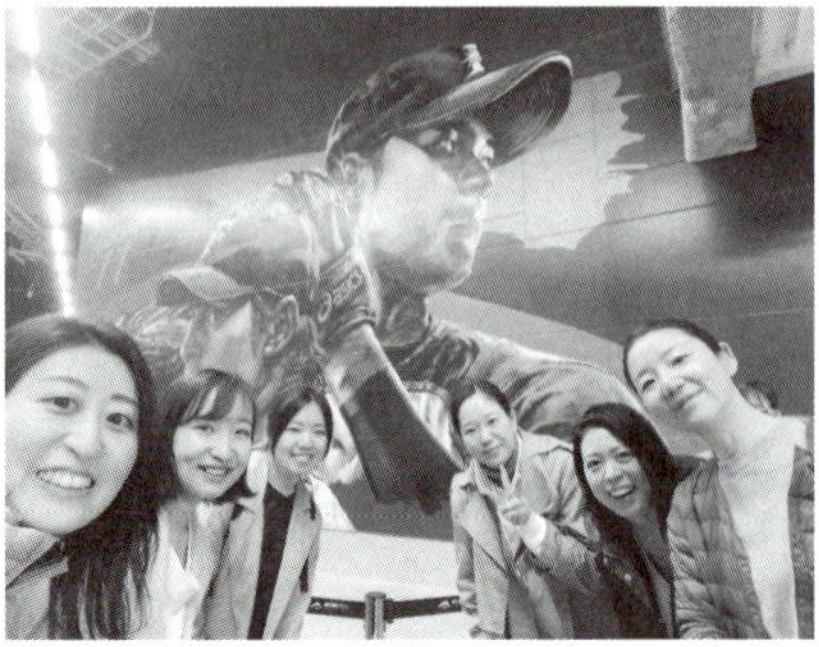

チーム集合写真。仲間がいるから、頑張れます。一番右が目標とする栄養士の大津美穂さん、3番目が自分。

1

嬉しかった言葉は？

健康セミナーを実施した際に、参加者の方からいっていただいた**「わかりやすくて勉強になりました。今日から生活習慣の改善にとり組んでみます」**という言葉が一番嬉しかったです。

その時のセミナー参加者は、大体30～40名くらい。前向きな姿勢で参加してくださる方ばかりなので、こちらもやりがいがあります。「セミナー用の投影資料やシナリオ作成が大変では？」と思われがちですが、**最新の数値データをまとめたベースのデータが社内にある**ので、そこまで難しくはありません。テーマや所要時間に合わせ、組み合わせて活用することができます。少しでも興味がある後輩たちにも、この喜びを早く味わってほしいですね。

2

収入について一言

基本給は、他の給食受託会社と大きくは変わりませんが、グリーンハウスの場合、多事業展開に支えられた、会社の「安定性」はよいところかなと感じます。リモートワークが急増した時期、社員食堂の売り上げはどうしても落ち込んでしまいました。その一方で、食生活改善アプリ「あすけん」のユーザー数や、デリカ事業のテイクアウト需要は右肩上がりに。さらに、**社会情勢にかかわらずけっして止めてはいけない、病院や高齢者福祉施設での食事提供といった、ソーシャルワーカーとしての顔も持つ会社**だからこそ、常に安定した給与が支払われています。また、資格や職種を問わず、頑張り次第でステップアップしていける制度になっているので、その点もモチベーションアップにつながっています。

ただ根本的に、栄養士と管理栄養士の世の中での地位を、今より向上させたいな、という想いはあります。そうすれば、栄養士の平均給与自体が、もっと上がっていくと思うのです。

Q 栄養士のここを知ってほしい！

給食受託会社の栄養士と聞くと、多くの方が「給食を作る人」を連想するのではないでしょうか。しかし、いざ働いてみると、セミナーや保健指導、健康フェアの企画をはじめ、様々なことにチャレンジできる機会があります。**栄養指導をするだけでなく、実際に食事を提供しているからこそ、お客様ひとりひとりに寄り添って「健康」を提供**できるのが給食受託会社であると、多くの方に知っていただけたら嬉しいです。

Q ズバリ、あなたにとって栄養士とは？

食を通して、喜びと幸せ、健康を提供

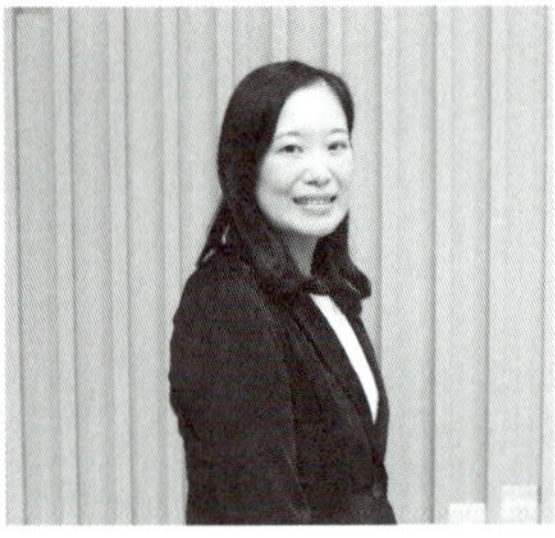

Chapter

13

民間病院

宮《みや》島《じま》 功《いさお》

病院で栄養管理のかたわら栄養士の地位向上に努める

Personal background

高知県にある近森病院に勤務しています。出身は静岡県で、県内の大学を卒業後2年間神奈川県の病院で勤務していました。その後、2009年（28歳）に現在の病院に転職。近森病院は高度急性期病院であり、救命救急センターおよび地域医療支援病院の役割を担っています。当時から精力的に管理栄養士が病棟に出て臨床栄養業務を行っており、臨床現場でのステップアップを目指すために高知県に移住しました。2019年より現在の臨床栄養部部長を務めています。今は管理職ですが、ここでは一人前になる頃の勤務3年目の働き方も併せてご紹介します。

Q きっかけは？

高校2年の頃まではっきりした進路は決めておらず、数学とサッカーが好きだったので、なんとなく「将来は中学校の教師になってサッカー部の顧問になろうかな」と考えていました。高校は進学校でしたが、本格的に受験勉強はしておらず大学についても特に調べることもありませんでした。

高校2年（1999年）の夏に先輩から「栄養士になりたい」という話を聞き、「栄養士ってどんな職業だろう？」と初めて興味を持ちました。地元の小学校、中学校の給食は学校給食センターから配送され校内に栄養士がおらず、栄養士といえば学校に給食を届けてくれる人という認識でした。栄養士に興味を持ったため高校の進路相談室に行き、『管理栄養士・栄養士になるには』（藤原眞昭 著、ぺりかん社）を手にとりました。その中に、欧米では病院で働くクリニカル・ダイエティシャン（臨床栄養士）がいることやNST（Nutrition Support Team：栄養サポートチーム。医師、看護師、栄養士など多職種が協力して患者の栄養状態を最適化し、治療効果を高めるための専門チーム）、そして医療全体としての「チーム医療」についての紹介がありました。

これまでの栄養士のイメージが一新され、管理栄養士という職業があることも初めて知りました。1999年当時は日本ではまだNSTが普及していないにもかかわらず、高校生向けの書籍にNSTが紹介されていたことは、いま考えればとても驚くべきことです。

たった数ページでしたが初めて病院の栄養士という職業を知り、専門的な知識と技術を持つ多職種で形成するチーム医療やNSTにとても憧れを感じました。管理栄養士として病院で働きたいという明確な目標ができました。すぐに管理栄養士が取得できる大学を調べたところ、偶然にも管理栄養士・栄養士養成校が地元の静岡県内にあり、志望する進路が決まりました。

Q 仕事の内容・スタイルは？

高知県の病院に入職して1年目は整形外科病棟と集中治療室（ICU：Intensive care unit）の2つの病棟を先輩管理栄養士と2人で担当しました。当時は、管理栄養士の人数も少なく朝から晩まで文字通り走りまわっていました。大変忙しく厳しい環境ではありましたが、やりがいがあり充実し、毎日成長している実感がありました。

２年目になると循環器を専門とした集中治療室（ＣＣＵ：Cardiac Care Unit）を担当しました。その後、入職して７年目（２０１６年）に主任を務め、栄養部の運営やシステム作りに関する業務を行いつつ、集中治療室のチームリーダーを務めました。２０１９年１月に前任の部長の退職を機に、所属長として働いています。

また、２０２２年より高知県栄養士会理事として、**高知県の管理栄養士・栄養士の地位・身分の向上のために生涯教育の充実やキャリアアップの支援に従事**しています。その他に、**集中治療や循環器領域の学会に所属し学会活動を通して病院の管理栄養士の専門性の向上や働きやすい環境作りのために活動**を行っています。

高知県の地元スーパーと連携し、地域住民の方々へ食育

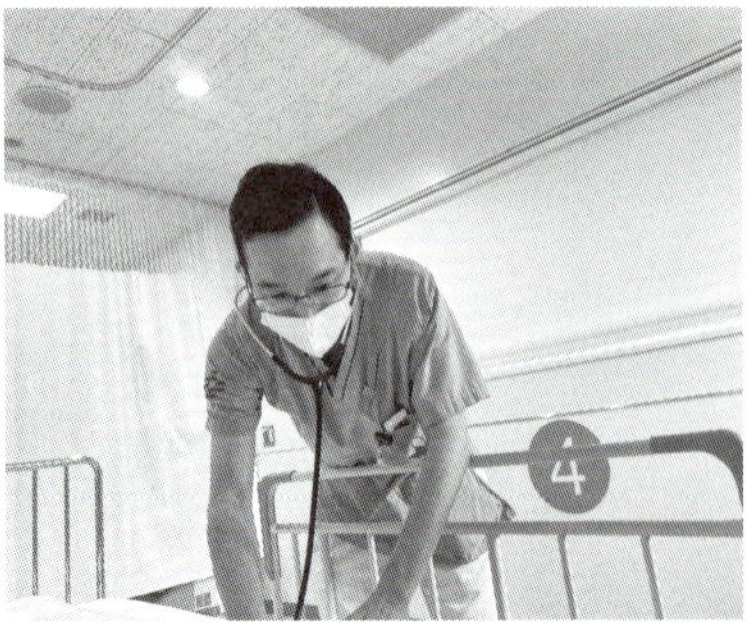

「栄養士が聴診器？」と思われるかもしれませんが、聴診器を使用しておなかが動いているか、おなかの張りや痛みがないかを評価することは、栄養管理を実施するためにとても大切です。

を通して健康増進や生活習慣病予防への働きかけも行っています。

Q 1日の仕事の流れ

近森病院では病棟に担当管理栄養士が常駐する病棟常駐制をとっています。管理職とチームメンバーの栄養士とでは働き方が異なるので、栄養業務全体をご紹介するために、私の場合と、3年目の栄養士の場合とをご紹介します(194-195ページ)。

Q 専門性はどんなところ?

病院で働く管理栄養士は、**病気の知識や病態を理解するために生化学、解剖生理学、病理学などの専門知識が必要**となります。また、**様々な疾患特有の栄養管理の知識や経験も大切**です。病院で働く管理栄養士は他の専門職種（医師、看護師、薬剤師、リハビリテーションスタッフなど）と連携しながらチーム医療を実施します。そのため、**自身の評価や考えを他の専門職種に正確に伝えるコミュニケーション能力**が必要です。

1日の仕事の流れ

～3年目の管理栄養士の場合～

管理栄養士は自身の担当する病棟があり、入院している患者さんの栄養管理を実施します。

6:00 起床　朝食

8:20 出勤

自身の担当病棟の患者さんの病態・状態などを含めたあらゆる医療情報を電子カルテにて収集します。

9:00 担当病棟にて患者さんの情報収集

身体所見や問診から情報を収集します。その際に担当看護師から朝食の摂取状況などの情報も収集。

9:10 朝の病棟回診、検討・提案

主治医や他職種と栄養管理に対する相談や提案を行い、適切な栄養管理につなげます。

10:00 リーダー管理栄養士とミーティング、病棟の栄養管理

各病棟に配置されているリーダー管理栄養士とミーティングを行い、栄養管理の方向性をすり合わせます。経験の浅い栄養士はこのミーティングにより自身の考え方が誤っていないかを確認できます。その後、食事の調整や経腸栄養の合併症の有無の把握、栄養状態の評価など栄養管理を実施。

10:30 病棟カンファレンス

看護師、リハビリテーションスタッフ、薬剤師など他職種と患者さんの情報について共有します。

12:00 ミールラウンド（昼食の摂取状況の評価）

昼食の時間になると患者さんの食事摂取状況を評価（ミールラウンド）し、看護師や言語聴覚士とともに食事調整について検討します。

13:00 休憩

14:00 病棟での栄養管理　外来栄養指導

午後も病棟での栄養管理を行いながら、外来栄養指導があれば適宜対応します。

17:00 終業

17時終業で業務が終わり次第帰宅します。自己研鑽や研究活動がある場合は、自分の時間を調整しながら行います。

17:30 帰宅　食事

23:00 就寝

1日の仕事の流れ

～私（管理職）の場合～

当院は、2～3病棟を一つのチームとして、1名のリーダー管理栄養士を配置しています。各病棟には担当の管理栄養士が常駐しており、数名のリーダー管理栄養士がまとめ役を担っています。

6:00 起床

6:30 朝食

8:00 出勤

メールチェック、チーム内の患者の情報収集。

8:30 病棟でのカンファレンス出席

9:00 チームメンバーとのミーティング

リーダー管理栄養士は日々の栄養管理についての相談にのり方向性を示し、トラブルがあった際には初期対応を行います。

適宜、電話での相談対応

病棟師長や他部署との調整も行います。私は所属長として現在集中治療室のリーダー管理栄養士を兼務しています。午前中は病棟での栄養管理、各病棟常駐管理栄養士とのミーティングなどを行い、管理職業務や会議などを行います。

13:00 休憩

14:00 教育カンファレンスへ出席

午後は主に管理栄養士や薬剤師などの新人スタッフを対象とした教育カンファレンスに出席します。病態や状態の把握の仕方、画像や血液データのとらえ方などを学ぶ場として近森病院が行っており、他の施設からの研修生も受け入れています。

カンファレンスがない場合は、会議、労務管理、運営に関わる書類作りなど。必要であれば、病棟に行き直接病棟常駐の管理栄養士の相談を受けます。

17:00 終業

17:30 帰宅　食事

23:00 就寝

時には意見が食い違うこともありますので、他者の話に充分に耳を傾け、自身の評価や考えと合わせて総合的に判断することも大切です。

患者さんやご家族の希望や訴えを充分に聴取し、栄養管理や食事についてわかりやすい言葉で説明することが求められます。**突然のアクシデントや患者さんの病態が変化した際には、瞬時に状況を理解し対応できる判断力**も必要です。

生活習慣病に対する栄養食事指導を実施する際は、患者さんのこれまでの生活習慣を聞き出し、**会話を通して患者さんの行動変容を促すよう働きかけ**ます。専門知識とともにコミュニケーション能力、判断力、人間力が求められます。

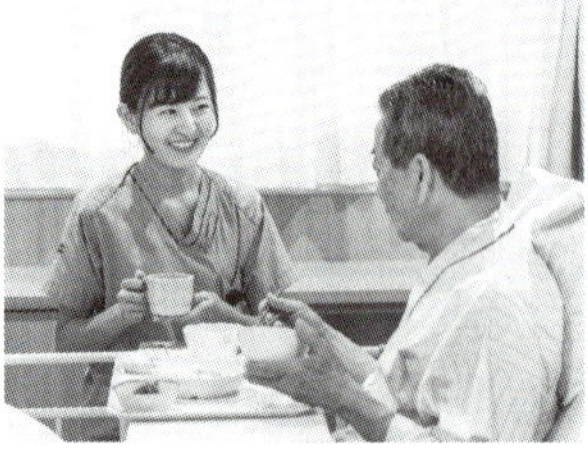

病棟に常駐している管理栄養士は、担当の患者さんの食事の摂取状況を評価し、適切な食事提供につなげています。また、日々の食生活を聞きとり、栄養指導につなげます。

Q 重視していることは？

第一は**患者さんのためになる栄養管理を最優先**にしています。入院している患者さんに対して食事や栄養を通して心身の回復をサポートできるよう栄養管理を実施しますが、患者さんの症状や病態、既往歴、治療に応じて多くの選択肢の中で、なにが患者さんのためになるのかを常に考え行動します。

病院で働く管理栄養士は患者さんの症状を充分に把握し、病態を理解したうえで適切な栄養管理を行うことを大切にしています。そのため、日々進化する医療技術において、常に最良の栄養管理ができるよう、日々自己研鑽を怠らず勉強しています。

病院は各専門職種が患者さんの状態をよくするという同じ目標を持って働いています。よいチーム医療を行うために他職種とコミュニケーションを充分にとり、お互いを尊重し協調性を大事にして働いています。

Q やりがいは？

食事と栄養を通して患者さんが回復していく姿を見ることが一番のやりがいです。**食事は治療の基盤であり、文化であり、日々の楽しみでもあります。**食事を通して**入院生活が少しでも快適に過ごせるよう業務を行っています。**

また、**他職種と連携し、最善の医療、栄養管理を検討すること**もやりがいに感じます。医療現場の各スタッフは、専門職としての自覚と責任を持ち、日々の業務を行っています。他職種と連携しながら患者さんによくなってほしいという目的に向かって協働することはやりがいの一つです。

Q どうしたらなれる？

病院で働く管理栄養士は、病気と闘う患者さんに対して栄養管理を行っています。

そのため、**患者さんを思いやる気持ち**、**他職種と連携して業務をこなすためのコミュニケーション能力**が大切だと感じます。また、**日々の自己研鑽**も適切な栄養管理を実施するためには不可欠です。人と話をすることが好きな方、集団・チームの中で協調性と思いやりを持って行動できることが大切だと思います。

なにより、〝**食や栄養を通して患者さんをよくしたい**〟という思いを自然と持つことが病院の管理栄養士・栄養士に必要だと思います。

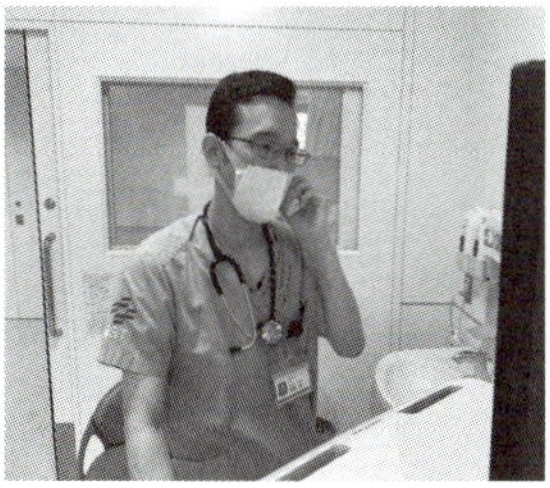

連携して業務をこなすため、チーム内はもちろんのこと他部署や他施設とのコミュニケーションを充分にとるよう心がけています。

Q 目指すのはどんな栄養士？　今後の目標は？

病院で働く管理栄養士は、大きな病院でも管理栄養士の数は10名前後のところが多く、他の医療専門職に比べてその数は少ない現状があります。病院で働く管理栄養士が担っている部分の重要性が、あまり理解されていないということが理由の一つだと思います。**病院で働く管理栄養士・栄養士の地位を向上させ、すべての管理栄養士・栄養士がやりがいを持っていきいきと働ける環境を作ること**が今後の目標です。

また、病院によっては管理栄養士の業務には大きな差があります。栄養部門の事務所で長い時間を過ごす管理栄養士の方がいれば、常に病棟に出て患者さんのそばで栄養管理を行っている管理栄養士もいます。その病院の環境や人員、栄養管理体制によるものですが、**多くの管理栄養士が病棟に出て、ベッドサイドで患者さんのための栄養管理を行う時間を費やせるような環境作りをしていきたい**と思います。

Q 栄養士という資格について思うこと

病院で働く管理栄養士として感じる「管理栄養士・栄養士」という資格は他の医療従事者の資格に比べ少し特殊だと思います。医師や看護師、薬剤師は「医療」に関わることがほとんどです。理学療法士や作業療法士などのリハビリスタッフも「医療」や「福祉」などに関わる方が多いです。

しかし、**管理栄養士・栄養士は「医療」「福祉」をはじめ「学校教育」「食品メーカー」「保育園・幼稚園」「スポーツ栄養」「給食受託会社」「研究開発」など活躍できる場が非常に多いです**。そのため、「医療」で働く管理栄養士の方が少ないということもいえますが、多種多様な知識や経験を活かして医療に関わることも大切だと思います。

1

嬉しかった言葉は？

患者さんからの感謝の言葉はとても嬉しいです。**「食事がおいしかった」「食事がとれるようになった」「元気になった」**などの言葉は病院の管理栄養士冥利に尽きます。

体調が悪くなり入院した患者さんが、入院後からなかなか食事がとれず、毎日訪問しても食欲不振が続き元気もありませんでした。患者さんの症状を丁寧に聞きとり、病院食の制限の中で、少しでも希望や要望に沿った食事が提供できるよう毎日食事の調整をしました。病態が改善するとともに、少しずつですが、食事摂取量が改善し、リハビリにより活動性が上がってきました。食欲がない時は患者さんの表情も暗く笑顔もありませんでしたが、症状の改善とともに少しずつ笑顔が見られ食事もおいしく食べられるようになってきました。

退院時には、「**食事がおいしかった、色々調整してくれて嬉しかった**」という言葉をいただき大変嬉しかったです。

2

収入について一言

病院以外で働いたことがないので正確な情報ではありませんが、病院で働く管理栄養士・栄養士の収入は、他の企業などと比べて収入が高くはないと思います。また病院は365日稼働をしているため、当院も土日祝日、年末年始を含めて出勤があります。

けっして充分に恵まれてはいないと思いますが、医療の場で栄養管理を通じて患者さんの命に関わることができることにやりがいを感じています。

3

休日なにしてる？

土日や祝日などの休日は、仕事から離れて自由な時間を過ごすことが多いです。学会活動や医療雑誌の執筆などの活動がある時期は、カフェで作業を行うこともあります。

当院は、県外出身者のスタッフが多く、スタッフの家で料理を作って食事会をすることもあります。みんな管理栄養士なので料理はできるため、得意料理を披露する機会でもあります。

4

あこがれた栄養士、素敵だなと思う仲間は？

自己研鑽に励み、現状に満足せずに常に成長をし続ける仲間がたくさんいて尊敬しています。研究活動や学会活動、医療雑誌への執筆などを行う時間は通常の病院勤務以外の時間をやりくりして行います。忙しい中、自分の時間を調整しながらその他の活動を行うことはとても大変です。

また、仕事だけではなくプライベートも充実させライフワークバランスを大切にしている管理栄養士もたくさんいます。自分の時間を大切にしながら、日々の業務、患者さんのための時間を上手に調整できることも大切だと感じます。

Q 栄養士のここを知ってほしい！

自身がそうであったように、管理栄養士・栄養士は「食事を作る・提供する」職業というイメージが強いと思います。病院で働く管理栄養士・栄養士も患者さんの「献立を作る」ことが主な業務だと思われていることが多いです。ただ、**病院で働く管理栄養士・栄養士はチーム医療の中で他職種とともに最良の医療と栄養管理を行う医療専門職のひとり**として働いています。主な活躍の場は、厨房や事務所ではなく患者さんのベッドサイドであり病棟です。医師、看護師とともに病棟でコミュニケーションをとり、栄養の専門家として日々の業務に従事しています。

Q ズバリ、あなたにとって栄養士とは？

食と栄養を通して患者さんをサポートできる仕事です

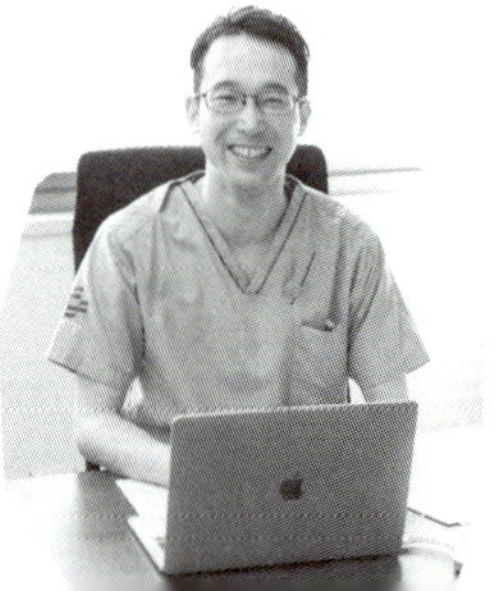

これからの栄養士・管理栄養士に期待すること

公益社団法人日本栄養士会代表理事会長
中村 丁次

飢餓の中で、日本の栄養士は誕生した

２０２４年は、18世紀、ヨーロッパに誕生した栄養学が日本に導入されて約150年、栄養士の養成が始まって100年、さらに国家資格による栄養士制度が創設されて80年になります。明治政府は、国家の近代化のために欧米の科学を導入し、その中に栄養学があったのです。政府は、「富国強兵」「殖産興業」を進めるために、食事の洋風化による栄養改善を目指しました。しかし、何度もの戦争により、食料事情の改善は限定され、第二次世界大戦時には深刻な食料不足に陥りました。特に、昭和20年、終戦直前にはアメリカの爆撃機Ｂ29により、国土は焦土化し、極端な食料不足に陥ったのです。日本の栄養士は、このような悲惨な状況下で国

家資格として誕生しました。栄養士は、なんとか生きのびる方法を人々に指導したのです。

日本の栄養士は、欧米のように医療の専門職だけではなく、貧困や戦争による食料事情の悪化から脱却する公衆栄養の指導者でもありました。医療施設のみならず、保育所、学校、企業、保健所など、人々が食する多くの場面に栄養士が配置されたのです。いわば、誰一人取り残すことなく、どこで食べても健康的な食事と栄養にアクセスできる社会を創造したといえます。

その結果、日本には、栄養の知識が広く普及し、経済発展と食料事情の好転により、戦後の低栄養は15～20年で解決されました。その後、高度経済発展による過栄養により肥満や非感染性疾患が増加し、その予防・治療の指導者として管理栄養士制度が創設され、健康増進、疾病予防対策に貢献しました。

さらに2000年以降は、傷病者や高齢者に新たな低栄養問題が出現したので、管理栄養士が人間栄養学に基づいた栄養ケア・マネジメントの実践者として、保健、医療、福祉のあらゆる場面に配置されるようになったのです。

栄養の力で人々を健康に、幸せにする

２０２１年12月7日、「東京栄養サミット２０２１」の開会式で、岸田文雄内閣総理大臣は「栄養の力で人々を健康に、幸せにする」という筆者の言葉を引用し、「日本はこの思いを世界に広げます」と挨拶されました。日本栄養士会も、日本の栄養改善の経験を活かして、アジアやアフリカで栄養士・管理栄養士の教育・養成と栄養士制度の創設を支援することをコミットメントして「Japan Nutrition Action 2021-2030」として開始しています。一方、近年、国連によりＳＤＧｓが提唱されてから、栄養は保健や医療のみならず、福祉、教育、労働、経済、差別、ジェンダー、さらに環境などに影響を与え、栄養が改善されないと、これらすべてのことが砂上の楼閣のごとく崩壊することがわかってきました。逆に栄養状態を改善すれば、健康のみならず、体力、持続力、学習能力、さらに労働生産性が向上し、人々は健康を手に入れ、学習能力も労働生産性も向上し、収入が増え、物事が健全に考えられ、礼儀正しく立ち振る舞うこともできるようになるのです。

ところが、残念なことに、多くの人々は、このことに気づいていません。もし、人々が気づいたとしても、一部の政治家や有識者は、栄養問題を経済問題、気候変動、さらに環境問題より重要だとは考えていません。むしろ、経済が発展し、食料安全保障が実現すれば、栄養問題は自然に解決できると考えています。しかし経済が成長し、食料が充分に手に入ったとしても、飢餓と肥満が共存する社会では、これらを解決することはできないのです。多くのキーパーソンが、今日ほど「栄養は大切だ」と叫んだことはありませんが、この地球上から栄養不良はなくならないし、地球温暖化、感染症によるパンデミック、さらに国際関係の緊張により栄養状態はさらに悪化しています。

栄養士・管理栄養士ほど面白い仕事はない

日本の栄養士・管理栄養士の活躍の場は、日本のみに限らず世界中に広がっています。人々は、誰でも食べることが好きで、なにが体にいいのか、悪いのかという話になれば、どのような会食やパーティーでも、栄養士・管理栄養士は主役を演じることになります。栄養や食事に関しては、栄養士・管理栄養士が最も信頼できる知識や情報を発する専門職だからです。

だからこそ、これからの栄養士・管理栄養士に期待することは、第一に学び続けることです。栄養の業務が広範囲になり、栄養学は深化、拡大しているので、生涯にわたり、学び続けないとその変化についていけません。医学では「10年前の話はするな、20年前の話は嘘になる」といわれます。栄養学も同じです。最近、すべての領域で「科学的根拠に基づいて仕事をする」ことが強調され、科学的マインドと科学的エビデンスの必要性が強調されています。

　多くの人々は、栄養学の進歩を知らず、知ったとしてもそれを、実践、応用できません。栄養学の最新情報をわかりやすく翻訳して、実践のリーダーを担い、サポーターになるのが栄養士・管理栄養士の仕事です。もし、私たちが学ぶことを怠れば、人々は栄養学の進歩の恩恵を受けられなくなります。しかも、実践活動は、その対象となる人間と社会が変化するので、その変化も学び続けなければならないのです。栄養士・管理栄養士の仕事は無限に存在し、その普遍的価値は、どのようにＩＴやＡＩが進歩しても消え失《う》せることはありません。その理由は、「栄養は、なにを食べれば、人々が生命と生活を維持できるのか？」という生命科学の根幹を命題にしているからです。

13人のリアルストーリー
栄養士・管理栄養士ってこんな仕事しています

著者（五十音順）
油井陽／一丸智美／川口由美子／口野佳奈／澤野千春／塩野﨑淳子／田中友香／
永松美優紀／中村理乃／成田崇信／本田よう一／松本麻衣／宮島功

滝川嘉彦　（一般社団法人全国栄養士養成施設協会会長）
中村丁次　（公益社団法人日本栄養士会代表理事会長）

漫画
原案・監修　香川明夫　（全国栄養士養成施設協会副会長・香川栄養学園理事長）
構成・編集協力　小川由希子
漫画　こにしかえ

校正　くすのき舎
デザイン　ohmae-d

2024年 10月 1日発行

発行者　●香川明夫
発行所　●女子栄養大学出版部
〒170-8481　東京都豊島区駒込 3-24-3
電話　●03-3918-5411（販売）　03-3918-5301（編集）
Web サイト　●https://eiyo21.com/
印刷・製本　●中央精版印刷株式会社
・乱丁本・落丁本はお取替えいたします。

ISBN978-4-7895-5007-9